Les cas cliniques du DEAP

Modules 1, 7 et 8

Comité d'Entente
des Formations
Infirmières Et Cadres

Réussir le
DEAP

Les cas cliniques du DEAP

Modules 1, 7 et 8

- L'accompagnement d'un enfant dans les activités d'éveil et de la vie quotidienne
- Transmission des informations
- Organisation du travail
- En partenariat avec le CEFIEC

Éditions Lamarre
1, rue Eugène-et-Armand-Peugeot
92500 Rueil-Malmaison

Muriel Saget est directrice du pôle santé de l'IFRASS à Toulouse.

ISBN : 978-2-7573-0255-2

Les cas cliniques du DEAP

sommaire

Avant-propos

L'arrêté du 16 janvier 2006 modifié organise la formation conduisant au diplôme d'État d'auxiliaire de puériculture en huit modules.

L'enseignement de ces modules ainsi que les stages dans différents types de structures (hôpitaux, établissements d'accueil du jeune enfant, PMI, établissements pour enfants handicapés…) permettent d'acquérir des compétences spécifiques.

L'intérêt de cette construction est qu'elle permet de repérer de façon simple les activités de l'auxiliaire de puériculture, mais également les savoirs pratiques et théoriques associés à l'acquisition de ces compétences.

Cette déclinaison permet également l'acquisition du diplôme par la validation des acquis de l'expérience.

L'objectif de cet ouvrage est de vous permettre :

- une révision efficace des modules 1, 7 et 8 par la diversité des situations proposées ;
- la préparation aux modalités d'évaluation des cas concrets.

La validation de ces modules intervient une fois que les enseignements en lien avec la compétence à acquérir sont terminés. C'est pourquoi la plupart des **cas cliniques** proposés balayent l'intégralité du programme correspondant à ce module.

Ces cas cliniques en lien avec des situations professionnelles nécessitent une capacité d'analyse et de synthèse (analyse du sujet, synthèse des connaissances), ils nécessitent que vous vous mettiez vraiment en situation, que vous mobilisiez toutes vos sources d'apprentissage : stages, cours, travaux dirigés, travaux pratiques, expériences professionnelles pour les candidats à la VAE.

Vous avez déjà rencontré la plupart de ces situations.

Elles nécessitent que vous preniez en compte les éléments du bloc de données qui vont vous permettre de personnaliser votre analyse en réponse aux besoins de l'enfant et de sa famille.

Prenez le temps de bien lire les énoncés et répondez précisément à ce qui est demandé ; citer n'est pas argumenter, définir n'est pas justifier, vous risqueriez de perdre du temps et surtout de vous mettre hors sujet.

En revanche, lorsque l'on vous demande de justifier votre réponse ou d'argumenter, c'est là que vous devez faire appel à toutes les connaissances sur le sujet en les synthétisant et, surtout, en les organisant.

Commencez par un brouillon, mais surtout ne perdez pas de temps à tout rédiger, notez les mots clés, organisez vos idées, vous rédigerez directement sur la copie.

Faites des phrases courtes, distinguez les paragraphes en sautant des lignes, présentez votre copie avec soin et surtout prévoyez du temps pour tout relire.

Répondez aux questions sur le document final dans l'ordre où elles ont été posées, même si cela n'a pas été le cas sur votre brouillon.

Il est donc conseillé de travailler régulièrement. Éventuellement faites des fiches synthétiques pour chaque séquence d'enseignement, par exemple le développement psychomoteur, les besoins de l'enfant, le droit du travail…

La validation des modules 1, 7 et 8 comprennent des cas cliniques, vous trouverez dans cet ouvrage des exemples corrigés à ces situations concrètes.

Que soient remerciés ici les formateurs qui ont bien voulu partager avec nous leurs sujets.

Modalités des épreuves de validation

Module	Épreuves	Modalités complémentaires	Notation	Conditions de validation du module
5	Une épreuve écrite et orale : – formalisation, sous la forme d'un document écrit, d'une situation relationnelle vécue au stage ; – argumentation orale du document.	Travail personnel. Durée de l'oral : 20 minutes au maximum.	Sur 20 points : – document écrit sur 12 points ; – argumentation orale sur 8 points.	Obtenir une note égale ou supérieure à 10 sur 20 points.
6	Une épreuve écrite : une série de questions (QROC et/ou QCM).	Durée : 1 heure. Épreuve anonyme.	Sur 20 points.	Obtenir une note égale ou supérieure à 10 sur 20 points.
7	Une épreuve écrite ou orale : un **cas concret** à réaliser à partir de la présentation de **cas cliniques**.	Durée : 1 heure.	Sur 20 points.	Obtenir une note égale ou supérieure à 10 sur 20 points.
8	Une épreuve écrite : un cas concret présentant un contexte de travail.	Durée : 1 heure. Épreuve anonyme.		

Module	Épreuves	Modalités complémentaires	Notation	Conditions de validation du module
5	Une épreuve écrite et orale : – formalisation, sous la forme d'un document écrit, d'une situation relationnelle vécue au stage ; – argumentation orale du document.	Travail personnel. Durée de l'oral : 20 minutes au maximum.	Sur 20 points : – document écrit sur 12 points ; – argumentation orale sur 8 points.	Obtenir une note égale ou supérieure à 10 sur 20 points.
6	Une épreuve écrite : une série de questions (QROC et/ou QCM).	Durée : 1 heure. Épreuve anonyme.	Sur 20 points.	Obtenir une note égale ou supérieure à 10 sur 20 points.
7	Une épreuve écrite ou orale : un **cas concret** à réaliser à partir de la présentation de **cas cliniques**.	Durée : 1 heure.	Sur 20 points.	Obtenir une note égale ou supérieure à 10 sur 20 points.
8	Une épreuve écrite : un cas concret présentant un contexte de travail.	Durée : 1 heure. Épreuve anonyme.		

Référentiel de formation du diplôme professionnel d'auxiliaire de puériculture

Les modalités d'accès au diplôme

Le diplôme peut s'acquérir soit par le suivi et la validation de l'intégralité de la formation, en continu ou en discontinu, soit par le suivi et la validation d'une ou de plusieurs unités de formation (module et stage) correspondant à une formation complémentaire en fonction des modes d'accès au diplôme.

Les modules de formation

Les modules de formation correspondent à l'acquisition des huit compétences du diplôme :

❖ **Module 1** : l'accompagnement d'un enfant dans les activités d'éveil et de la vie quotidienne – 5 semaines (175 heures) ;
❖ **Module 2** : l'état clinique d'une personne à tout âge de la vie – 2 semaines (70 heures) ;
❖ **Module 3** : les soins à l'enfant – 4 semaines (140 heures) ;
❖ **Module 4** : ergonomie – 1 semaine (35 heures) ;
❖ **Module 5** : relation, communication – 2 semaines (70 heures) ;
❖ **Module 6** : hygiène des locaux – 1 semaine (35 heures) ;
❖ **Module 7** : la transmission des informations – 1 semaine (35 heures) ;
❖ **Module 8** : l'organisation du travail – 1 semaine (35 heures).

Module 1 : l'accompagnement d'un enfant dans les activités d'éveil et de la vie quotidienne

Les compétences

Accompagner un enfant dans les activités d'éveil et de la vie quotidienne et les parents dans leur rôle éducatif.

Les objectifs de formation

Être capable :

❖ d'identifier les manifestations liées aux besoins essentiels de l'enfant en fonction de son âge et prendre en compte sa culture, ses habitudes de vie, ses choix et ceux de ses parents ou de sa famille ;
❖ de repérer les capacités psychomotrices et psychoaffectives de l'enfant ainsi que son degré d'autonomie en lien avec son niveau de développement et ses potentialités ;

❖ d'apporter son aide pour la toilette, l'habillage, la prise de repas, l'élimination et la mobilité en l'adaptant aux besoins et aux capacités de l'enfant et en respectant les règles d'hygiène, de pudeur et de sécurité;
❖ de proposer, initier, animer et adapter des activités d'éveil et des jeux pour favoriser le développement et l'autonomie de l'enfant et faciliter sa socialisation;
❖ d'aménager des espaces de jeux, d'activités, de sommeil, de temps libre en favorisant l'autonomie de l'enfant;
❖ de repérer les réactions de l'enfant avec sa famille et les réponses apportées par les parents;
❖ d'aider, accompagner et conforter les parents dans leur rôle éducatif, les associer aux soins en développant leur autonomie.

Les savoirs associés

Les savoirs théoriques et procéduraux

❖ Le développement de l'enfant :
– le développement somatique de l'enfance jusqu'à l'adolescence;
– le développement psychomoteur de l'enfant;
– le développement psychologique de l'enfance jusqu'à l'adolescence.
❖ Les grandes étapes du développement de l'enfant :
– la vie intra-utérine;
– les premières semaines de la vie;
– la première année de la vie;
– les deuxième et troisième années de la vie;
– de 3 ans à 6 ans;
– de 6 ans à l'adolescence;
– l'adolescence;
– les conditions favorables au développement de l'enfant.
❖ La politique de santé :
– les différentes définitions de la santé;
– la santé publique (politiques de santé et actualités sur les plans de santé publique);
– la prévention : prévention des risques liés à une alcoolisation foeto-maternelle;
– les risques biologiques (NRBC, conduite à tenir et gestes à éviter);
– les risques sanitaires;
– le système de santé français.

❖ La politique sociale, familiale et d'accueil de jeunes enfants :
- la protection maternelle et infantile ;
- l'aide sociale à l'enfance ;
- statut juridique de l'enfant et de sa famille ;
- les prestations familiales ;
- l'action sociale en faveur des familles ;
- les différents modes d'accueil des jeunes enfants ;
- la politique du handicap.

❖ Le soin :
- les conceptions du soin (prendre soin de, faire des soins, avoir soin, etc.) ;
- l'accompagnement ;
- les pratiques professionnelles de l'auxiliaire de puériculture.

❖ Les principes éducatifs :
- l'indépendance et l'autonomie ;
- la socialisation ;
- la sur- et la sous-stimulation ;
- les jeux et les jouets.

❖ La psychopédagogie :
- les principaux courants pédagogiques appliqués chez l'enfant ;
- la place du jeu dans le développement de l'enfant de la naissance à l'adolescence ;
- les critères de qualité et les normes de sécurité des jeux et des équipements ;

❖ Les différents domaines d'activités :
- le jeu spontané ;
- les activités et les jeux moteurs ;
- les activités et les jeux d'eau ;
- les activités et les jeux autour du langage ;
- les activités et les jeux autour de la manipulation ;
- les activités et les jeux autour de la trace écrite ;
- les activités et les jeux cognitifs ;
- les activités et les jeux symboliques ;
- les activités et les jeux autour de l'éveil musical.

❖ L'environnement de l'enfant :
- l'histoire de l'enfance ;
- le groupe familial, les groupes sociaux ;
- l'environnement culturel (religions, rites, habitudes, valeurs, coutumes, etc.) ;
- la place de l'enfant dans les différentes cultures ;
- l'évolution des différents types de familles ;

– la légitimité professionnelle et le respect des valeurs et cultures;
– l'influence de l'environnement sur le développement de l'enfant.

❖ La parentalité :
– le passage de la conjugalité à la parentalité;
– la naissance du sentiment paternel, du sentiment maternel;
– l'attachement, la séparation, l'individuation;
– les droits et devoirs des parents;
– la filiation, le nom, l'autorité parentale;
– les droits des enfants;
– le rôle du père et de la mère dans le développement de l'enfant;
– le travail de la femme;
– la coopération de l'auxiliaire de puériculture avec les parents.

❖ La maltraitance :
– la définition et les signes de maltraitance et de négligence;
– les facteurs de risque et les situations qui favorisent la maltraitance;
– la prévention de la maltraitance;
– la réglementation en vigueur;
– les comportements de l'auxiliaire de puériculture face à une situation de maltraitance.

❖ Le handicap :
– la définition des principaux types de handicap chez l'enfant (moteur, sensoriel, mental);
– le dépistage des handicaps;
– l'approche psychologique du handicap;
– les répercussions du handicap (aspects physiques, psychologiques et sociaux);
– l'intégration de l'enfant en situation de handicap en milieu ordinaire;
– la politique vis-à-vis de l'enfant en situation de handicap.

Les savoirs pratiques

❖ Le suivi du développement de l'enfant de la naissance à l'adolescence :
– l'observation du développement psychomoteur et affectif;
– l'observation du développement somatique;
– l'observation des habitudes de l'enfant.

❖ Le lavage simple des mains.

❖ Les soins d'hygiène corporelle :
– le bain;

– la toilette ;
– les soins spécifiques du nouveau-né ;
– l'hygiène bucco-dentaire.

❖ L'installation de l'enfant :
– l'habillage pour garantir le confort de l'enfant ;
– l'organisation de l'espace et de l'environnement pour faciliter l'autonomie et garantir la sécurité.

❖ L'équilibre et l'hygiène alimentaire :
– la préparation et la conservation des biberons et des repas ;
– la mise en place des conditions favorables à la prise des biberons ;
– l'accompagnement de l'allaitement ;
– les laits infantiles et la diversification alimentaire du nourrisson ;
– la mise en place des conditions favorables à la prise des repas (stimulation de l'enfant pour développer ses goûts, ses potentialités...) ;
– le nettoyage et la stérilisation du matériel.

❖ Le sommeil :
– l'installation de l'enfant pour le repos et le sommeil en assurant sa sécurité et son confort ;
– la mise en place des conditions favorables à l'endormissement : atmosphère calme, lutte contre les nuisances, aération de la chambre.

❖ L'élimination :
– les changes adaptés au développement de l'enfant ;
– l'installation de l'enfant pour permettre l'élimination urinaire et fécale ;
– la mise en place des conditions favorables à la maîtrise des sphincters.

❖ Les activités d'éveil :
– le choix du jeu ou de l'activité en lien avec le potentiel de l'enfant ;
– la valorisation du potentiel de l'enfant sain, handicapé ou malade, pour développer son autonomie et sa socialisation ;
– l'organisation de jeux, d'activités, d'ateliers psychopédagogiques, de spectacles en soutenant le plaisir, la détente, la créativité, etc. ;
– le maintien du jeu dans tous les soins et activités de la vie quotidienne ;
– les propositions de sorties culturelles.

❖ Le soutien à la parentalité :
– l'attitude permettant la rencontre et l'échange ;
– la recherche de l'adhésion des parents ;
– l'encouragement des initiatives d'activités et de soins des parents ;
– l'organisation des temps d'accueil, d'échange d'informations ;
– la valorisation de l'enfant ;
– l'attitude respectueuse et sécurisante visant l'autonomie des parents (qui se prennent en charge eux-mêmes).

Le niveau d'acquisition et les limites d'exigence

Les connaissances acquises et évaluées sont reliées aux activités de la vie quotidienne de l'enfant.
L'apprentissage de la démarche d'analyse de situation permet d'identifier et de hiérarchiser les besoins, les ressources et les potentialités de l'enfant et de proposer des activités adaptées.
Les pratiques professionnelles de l'auxiliaire de puériculture dans l'accompagnement de l'enfant et de sa famille sont abordées en lien avec son champ de compétences.

L'évaluation

Les critères de résultat

❖ Les activités réalisées avec l'enfant et les soins sont adaptés à :
– son âge ;
– ses capacités psychomotrices et psychoaffectives (motricité, niveau de langage…) ;
– sa culture, ses habitudes de vie, ses choix et ceux de ses parents ou de sa famille ;
– ses réactions avec les adultes et les autres enfants.

❖ Les activités choisies et proposées visent à développer :
– la créativité, les initiatives, le plaisir, l'intérêt, la découverte ;
– l'estime de soi et l'autonomie ;
– la sociabilisation de l'enfant.

❖ La sécurité affective est recherchée.

❖ Les règles d'hygiène et de sécurité sont respectées.

❖ L'intimité et la pudeur en relation avec l'âge de l'enfant sont respectées.

❖ L'adhésion et la participation de l'enfant sont recherchées.

Les critères de compréhension

❖ Le candidat explique comment il recueille les données relatives aux besoins de l'enfant.

❖ Le candidat explique comment il identifie les capacités psychomotrices et psychoaffectives de l'enfant, son degré d'éveil, d'autonomie et ses capacités de développement.

❖ Le candidat identifie et explique le lien entre les besoins de l'enfant et son âge, ses habitudes de vie, son environnement.

❖ Le candidat explique comment il repère les réactions de l'enfant avec sa famille et les réponses apportées par les parents.

❖ Le candidat explique comment il associe les parents aux soins et aux activités et les rassure.

Module 7 : transmission des informations

Les compétences

Rechercher, traiter et transmettre les informations pour assurer la continuité des soins.

Les objectifs de formation

Être capable :

❖ d'identifier et de rechercher les informations nécessaires sur les précautions particulières à respecter lors d'un soin ou d'une activité ;

❖ de rechercher, d'organiser et de hiérarchiser l'information concernant la personne et son entourage et permettant de prendre en compte sa culture, ses habitudes de vie, ses goûts, son régime, etc. ;

❖ de transmettre les informations liées à la réalisation du soin ou de l'activité et alerter en cas d'anomalie par oral, par écrit ou en utilisant les outils informatisés ;

❖ de s'exprimer au sein de l'équipe en utilisant un langage et un vocabulaire professionnel ;

❖ de renseigner des documents assurant la traçabilité des soins et des activités en appliquant les règles ;

❖ de discerner les informations à transmettre dans le respect des règles.

Les savoirs associés

Les savoirs théoriques et procéduraux

❖ Information et continuité des soins.

❖ Transmissions des données : la fonction d'alerte, la fonction de surveillance, la fonction d'évaluation.

❖ Informatique : notions globales, application à la santé, règles d'informatique et libertés.

❖ Dossier de soins : composition du dossier de soins, réglementation, responsabilité.

❖ Recherche des informations concernant un patient : lecture des documents.

❖ Transmission de l'information : orale, écrite, ciblée.

❖ Modalités d'écriture et de lecture des documents concernant le patient.

❖ Réunions de transmission, de synthèse, de réflexion autour du patient.

Les savoirs pratiques

❖ Prise de parole en groupe : demander et transmettre de l'information.

❖ Utilisation de logiciels dédiés.

❖ Utilisation du dossier de soins : courbes, diagrammes, descriptions, observations rédigées.

❖ Niveau d'acquisition et limites d'exigence.

❖ Le rôle de l'auxiliaire de puériculture dans la transmission des informations est approfondi.

❖ Les modalités de transmissions sont étudiées en rapport aux différentes situations professionnelles.

L'évaluation

Les critères de résultat

❖ Les informations essentielles relatives à la situation de la personne sont recherchées et transmises par écrit et par oral.

❖ Le secret professionnel et les règles déontologiques sont respectés.

Les critères de compréhension

❖ L'importance de la transmission des informations et les moyens de l'assurer efficacement sont expliqués.

❖ Les conséquences d'une mauvaise transmission sont expliquées.

Module 8 : organisation du travail

Les compétences

Organiser son travail dans une équipe pluriprofessionnelle.

Les objectifs de formation

Être capable :

❖ d'identifier son propre champ d'intervention en particulier au regard des compétences infirmières et des autres professionnels ;

❖ d'organiser sa propre activité au sein de l'équipe en tenant compte de la planification de l'ensemble des activités du service ;
❖ d'organiser et de prioriser son activité pour répondre aux besoins d'un groupe de personnes ;
❖ d'utiliser les outils de planification du service pour organiser sa propre activité ;
❖ de contribuer à l'élaboration des projets de soins et/ou des projets éducatifs.

Les savoirs associés

Les savoirs théoriques et procéduraux

❖ Les différentes professions de santé, professions sociales et éducatives et les limites de leur champ de compétences.
❖ La définition de l'équipe de soins et les responsabilités de chaque acteur.
❖ Des notions d'organisation du travail, de droit du travail.
❖ Les outils de planification des soins.
❖ Formation des pairs.
❖ Règles d'organisation de l'activité dans une équipe de soins :
– la journée de travail : actions quotidiennes, à la semaine, au mois ;
– les rythmes de travail et leur utilité ;
– l'organisation du travail dans un groupe : quand, avec qui, pour quoi faire.
❖ Législation du travail.
❖ Règles d'encadrement d'un stagiaire : objectifs de stage, tutorat, évaluation.

Les savoirs pratiques

❖ Organisation du travail en fonction de la quantité des activités, des urgences, et des priorités.
❖ Planification du travail en fonction du travail des autres membres de l'équipe.
❖ Intégration et positionnement au sein d'une équipe de soins.
❖ Encadrement des stagiaires ou des nouveaux collègues :
– projet d'encadrement ;
– tutorat ;
– évaluation.
❖ Participation à des groupes de travail et contribution à l'élaboration de projets.

❖ Niveau d'acquisition et limites d'exigence :
– le rôle et la participation de chaque membre de l'équipe de travail sont abordés.
– le résultat en termes de productions d'un travail d'équipe est analysé et valorisé, les moyens pour y parvenir sont traités.

L'évaluation

Les critères de résultat

L'activité du candidat prend en compte celle des autres membres de l'équipe.

Les critères de compréhension

❖ L'importance de la prise en compte de l'activité des autres professionnels de l'équipe est expliquée.

❖ Le candidat explique qui sont les membres de l'équipe de travail, quel est son positionnement dans l'équipe et les limites de son champ d'intervention.

Module 1

1 partie

Module 1 : l'accompagnement d'un enfant dans les activités d'éveil et de la vie quotidienne

Cas clinique n° 1

1. Vous êtes auxiliaire de puériculture en crèche. La maman de Nina, qui attend un deuxième enfant (la naissance est prévue dans 6 mois), vous demande des conseils car elle est indécise. Elle ne sait pas si elle va choisir l'allaitement maternel ou artificiel pour son deuxième enfant. Son mari préférerait le biberon. Elle n'a pas donné le sein à Nina.

En vous appuyant sur vos connaissances des avantages de l'allaitement maternel pour l'enfant et des avantages de l'allaitement maternel pour la mère, développez votre approche de cette maman et l'aide à la décision que vous allez lui apporter.

2. Vous êtes auxiliaire de puériculture en service de suite de couches. La maman de Juliette est inquiète car elle ne sait pas si son enfant qui tète au sein s'alimente.

Juliette est née à terme la veille, son poids de naissance était de 3 kg 400, le score d'Apgar 10/10 à 3 minutes et à 10 minutes.

Juliette est le premier enfant de cette maman.

Après avoir décrit les quatre signes d'une tétée efficace, développez les points clés de votre approche de cette maman.

3. Vous accompagnez Madame V. dont l'enfant Julie a été transférée en néonatologie pour prématurité. Madame V. souhaite allaiter.

Quelles informations lui donnerez-vous afin que l'allaitement s'installe le plus efficacement possible ?

....

....

....

Cas clinique n° 2

Vous êtes auxiliaire de puériculture dans une crèche. Le projet pédagogique de la structure est centré sur le respect des rythmes de l'enfant, la sécurité affective, l'observation. Vous travaillez dans le groupe des bébés (3 à 14 mois) et vous êtes référente de cinq enfants. Ce matin, vous accueillez Tom, 8 mois, pour son adaptation. C'est sa maman qui est présente. Elle vous signale que Tom a de grandes capacités d'adaptation, qu'il est facile, et qu'il n'est peut être pas nécessaire de planifier des rencontres toute la semaine.

1. Dans ce contexte, vous semble-t-il important de maintenir l'adaptation de Tom ? Pourquoi ?

2. Selon vous, quels sont les bénéfices de la référente pour l'enfant, pour l'auxiliaire et pour les parents ?

3. Vous vous entretenez avec sa maman. Quels sont les points essentiels (sans les développer) dont vous aurez besoin pour prendre en charge Tom, en respectant les rythmes de l'enfant ?

....

....

....

....

....

....

....

....

....

....

....

....

....

....

....

....

Cas clinique n° 3

Jérémy, 9 mois, est placé pendant les heures de travail de sa mère chez une voisine, Madame Bellegarde, assistante maternelle. Celle-ci vous signale qu'il fait de longues crises de larmes après le départ de sa maman.

1. Quelles sont les hypothèses que vous pouvez formuler quant à l'origine de ces crises de larmes, et que pouvez vous conseiller à Madame Bellegarde pour aider cet enfant ?

2. Quels sont les jeux que vous proposeriez à Jérémy en fonction de ses besoins et de ses compétences ?

3. Quels conseils donneriez-vous à Madame Bellegarde pour élaborer le repas de midi de Jérémy ? Donnez un exemple de menu.

....

....

....

....

....

....

....

....

....

....

....

....

....

....

....

....

....

....

....

Cas clinique n° 4

Auxiliaire de puériculture en crèche collective, vous êtes chargée plus particulièrement de la préparation des biberons et des repas.
L'après-midi, vous aidez au goûter et secondez l'éducatrice.
1. Déterminez le nombre de repas par 24 heures pouvant être proposés à des nourrissons de 3, 4, 5, 6 mois.
2. Dans l'après-midi, au goûter, l'un des enfants (18 mois) vomit son biberon. Quelles seront vos actions ?
3. En fin d'après-midi, l'éducatrice de jeunes enfants vous demande de lire une histoire à un groupe d'enfants de 3 ans, fatigués (cinq enfants) et un peu excités avant l'arrivée de leurs parents. Comment procédez-vous ?
Pourquoi raconter des histoires aux enfants ?

....

....

....

....

....

....

....

....

....

....

....

....

....

....

....

....

....

....

Cas clinique n° 5

Auxiliaire de puériculture dans une crèche collective municipale, vous prenez votre service aujourd'hui à 9 heures. Vous accueillez Valentin, 3 mois, qui fait son entrée à la crèche.
La puéricultrice a expliqué à la maman que l'admission de Valentin se fera sur plusieurs jours et que vous serez son auxiliaire référente.
1. Compte tenu de vos connaissances sur les besoins de l'enfant, expliquez et justifiez le protocole d'admission.
2. Comment envisagez-vous d'organiser cette première rencontre ? Sur quels points portera votre recueil de données ?
La maman de Valentin vous fait part de son inquiétude ; elle trouve que Valentin dort beaucoup. Elle a entendu parler de la mort subite du nourrisson et se lève fréquemment dans la nuit pour s'assurer que Valentin respire bien.
3. Combien d'heures en moyenne dure le sommeil d'un enfant de 3 mois ?
4. Quels sont les conseils que l'on peut donner à la maman afin de prévenir la mort subite du nourrisson ?

....

....

....

....

....

....

....

....

....

....

....

....

....

....

....

Cas clinique n° 6

Dans la crèche où vous êtes en observation, un groupe d'enfants qui va quitter la crèche se prépare pour aller passer la matinée à l'école maternelle. Jacqueline, l'une des trois auxiliaires de la section, les accompagne. Elle reviendra avec eux pour le déjeuner. Françoise est à présent seule. Simone, la troisième auxiliaire, n'arrive qu'à 10 heures. Les auxiliaires ont accueilli parents et enfants au fur et à mesure de leur arrivée dans ce secteur. Les enfants présents sont en jeu libre.
Romain, 12 mois, et Émilie, 9 mois, entrés la semaine précédente, sont restés tout près de l'adulte sur le tapis avec Roxane (5 mois) entrée il y a 15 jours. Cette dernière commence à manifester des signes de fatigue (suce son pouce, pose sa tête sur le tapis, râle un peu). L'auxiliaire va la coucher dans son couffin (celui-ci est ensuite posé dans le lit à barreaux de la crèche) où elle retrouve un foulard que sa maman a porté.
Commence alors l'activité musique. Françoise apporte une caisse remplie d'instruments au centre de la pièce. Immédiatement, les trois enfants accourent, ils savent ce dont il s'agit. Ils s'assoient, s'emparent des instruments de leur choix et commencent à jouer sans aucune consigne de la part de l'adulte. À 2 mètres environ, sur le coin du tapis, Émilie (9 mois) observe calmement ce qui est en train de se passer ; à côté d'elle, Romain s'est mis à pleurer quand Françoise l'a quitté pour installer le matériel. Elle lui a annoncé la musique, mais il ne l'a pas compris. Françoise, une fois la caisse posée, le prend dans ses bras. Elle prend l'enfant assis sur les genoux face aux autres, il ouvre alors grand les yeux et arrête de pleurer. Trois minutes ne se sont pas écoulées que le désir se met à poindre. La main de Romain se tend vers un maracas, le prend, l'agite. Françoise le pose alors doucement sur le tapis à côté d'elle.
À ce moment, Émilie rampe vers les instruments, saisit le premier qu'elle peut attraper et le porte à sa bouche, puis essaie de l'explorer, de le manipuler, mais à plat ventre ce n'est pas facile. Françoise le remarque, mais n'intervient pas tout de suite. En effet, Émilie déploie maintenant de gros efforts pour tenter de s'asseoir ; un regard vers Françoise, elle continue. Émilie a déjà beaucoup appris en observant le groupe. À la fin de l'activité, Romain ne se remet pas à pleurer.
Françoise participe aux jeux sans donner d'idées. Simplement attentive, elle décode ce qu'elle perçoit au fur et à mesure et renvoie au groupe une initiative d'un enfant passée peut-être inaperçue.
Roxane, 5 mois se réveille et vient rejoindre le groupe. À quelque distance sur le tapis, elle gazouille. Un enfant de 15 mois lui prend le hochet avec lequel elle joue, pas de problème, Roxane regarde autour d'elle et jette son dévolu sur un superbe trousseau de clés en plastique à portée de sa main…

1. Dégagez de la lecture de cette situation les grandes lignes du projet pédagogique de la crèche. Argumentez.

2. Pour chaque enfant, analysez son comportement, les réactions et justifiez à partir de vos connaissances.

Cas clinique n°7

Judith, 8 mois, fréquente la crèche collective depuis l'âge de 3 mois. Or, cela fait maintenant trois jours qu'elle pleure, s'agrippe à sa mère, frappe l'auxiliaire référente. La maman inquiète vous interroge sur la raison de ce comportement, elle craint qu'un incident ne se soit passé à la crèche.

1. En vous appuyant sur vos connaissances du développement psychique de l'enfant, quelle explication pouvez-vous donner à la maman ?

2. Quelle sera votre attitude pour gérer cette situation au moment de la séparation ?

3. Quels jeux en relation avec la situation allez-vous privilégier ?

4. Vous êtes chargée de la décontamination des biberons dans cette structure, expliquez pourquoi vous procédez à cette décontamination.

5. Cette enfant de 8 mois refuse son biberon de lait le soir. Que pouvez-vous conseiller à la maman ? Donnez un exemple de menu et justifiez votre choix.

6. Le pédiatre a parlé à la maman de la vaccination ROR. Quelle est l'utilité de cette vaccination ? Expliquez. À quel âge sera-t-elle pratiquée ?

....

....

....

....

....

....

....

....

....

....

....

....

....

....

....

Cas clinique n° 8

Auxiliaire de puériculture en crèche collective vous vous occupez d'un groupe d'enfants de 3 à 10 mois.

Vous prenez votre service à 9 heures. Votre collègue auxiliaire de puériculture, présente depuis 7 heures 30, vous transmet les éléments suivants :

❖ Violette, 3 mois, arrivera vers 10 heures (sa maman à prévenu de son retard).

❖ Élie, 8 mois, a eu beaucoup de mal à quitter sa maman ce matin, il serre encore très fort son lapin en peluche et reste en retrait du groupe.

❖ Élodie, 6 mois, accueillie à 7 heures 30, repartira à 17 heures, elle a passé une bonne nuit. Élodie est réveillée depuis 6 heures 30.

❖ Pauline, 11 mois, est arrivée avec le sourire. Après un bref au revoir à sa maman, elle s'est précipitée vers la structure motrice au centre de la pièce d'accueil.

❖ Étienne, 1 an, vient d'arriver. Il marche depuis quelques jours et sa mère souligne ses progrès d'équilibre.

1. Proposez un rythme de sommeil pour 24 heures pour Élodie ce jour.

2. Indiquez les caractéristiques du développement psychomoteur d'un enfant de 6 mois.

3. La puéricultrice doit réaliser sa commande annuelle de jouets. Elle sollicite votre avis. Proposez quatre jouets correspondant au groupe d'enfants dont vous avez la charge. Argumentez votre réponse

4. Il fait très beau ce matin et vous décidez d'accompagner les enfants qui ne dorment pas dans le jardin.

Précisez pour Violette (3 mois), Élie (8 mois) et Pauline (11 mois) vos objectifs.

....

....

....

....

....

....

....

....

....

....

Cas clinique n° 9

En compagnie de la directrice vous assistez à l'entretien d'admission d'Igor, âgé de 9 mois, l'admission définitive s'effectuera la semaine suivante.

1. Expliquez les modalités de l'adaptation progressive à la halte-garderie.

2. Citez trois intérêts positifs de cette adaptation progressive et quatre informations dont vous aurez besoin pour réaliser une intégration réussie.

3. Vous précisez à la maman qu'il est important que l'objet préféré d'Igor le suive à la crèche. Quelles sont les fonctions de cet objet ?

Cas clinique n° 10

Vous êtes auxiliaire de puériculture en crèche. Vous vous occupez de Marie âgée de 22 mois. Elle prend le pot et veut s'asseoir dessus.

1. Citez quatre de vos actions immédiates.

2. Indiquez votre rôle pour favoriser l'acquisition de la propreté de Marie (6 points attendus).

3. Expliquez les critères de maturité liés à cet âge vous permettant d'envisager cet apprentissage.

4. Indiquez dans quel ordre se fait l'acquisition de la propreté. Précisez à quel stade du développement psychomoteur se trouve l'enfant lorsqu'il a acquis la propreté.

....

....

....

....

....

....

....

....

....

....

....

....

....

....

....

....

....

....

....

Cas clinique n° 11

En halte-garderie, vous prenez en charge un groupe d'enfants âgés de 3 et 4 ans. En observant les échanges entre ces enfants, vous distinguez différents comportements.

1. Citez les quatre types de comportements possibles et décrivez-les.

2. Guillaume a un comportement agressif vis-à-vis des autres enfants. Expliquez l'attitude que vous adopterez.

3. Vous lui proposez une activité peinture avec une éponge. Donnez les intérêts pour Guillaume de ce type d'activité.

Cas clinique n° 12

Vous travaillez dans une crèche collective. Vous avez la responsabilité du groupe des petits. Mathieu, 8 mois, passe ce jour la visite médicale. À la naissance, ses mensurations étaient les suivantes :

- poids : 3,620 kg ;
- taille : 51 cm ;
- périmètre crânien : 35 cm.

1. Quels peuvent être son poids (précis), sa taille et son périmètre crânien ce jour (précisez la méthode de calcul) ?

2. Quelle peut être sa dentition ce jour ?

Madame Dubois amène son fils Jérémy, 2 ans, pour la journée. Elle est accompagnée de Baptiste, 3 mois.

Madame Dubois est en disponibilité pour élever son enfant. Elle ne désire pas reprendre le travail avant l'entrée en maternelle de son deuxième enfant (Baptiste).

Baptiste est allaité encore complètement par sa maman. Lors de l'accueil, elle vous demande si elle doit envisager d'introduire d'autres aliments que le lait.

3. Que lui répondez-vous ?

4. Que pouvez-vous dire sur le sevrage (principes à respecter, conseils pratiques sur le sevrage) et sur l'introduction de l'alimentation diversifiée (âge d'introduction des différents groupes d'aliments, principes à respecter lors de l'introduction de nouveaux aliments) ?

....

....

....

....

....

....

....

....

....

....

....

....

Cas clinique n° 13

Auxiliaire de puériculture en crèche collective, vous êtes référente d'un groupe d'enfants d'âges différents.
Anaïs, 3 mois, est encore en période d'adaptation. Ce jour, elle reste sans sa maman dans la structure pour le temps du repas.
Julie, 5 mois, en crèche depuis 2 mois, arrive le matin vers 7 heures 30, accompagnée par son papa, fait une sieste de 9 heures à 10 heures, réclame son repas vers 11 heures. Elle adore manger, accepte bien la cuiller ; sa maman a commencé l'introduction des légumes la semaine dernière.
Pierre, 9 mois, est bien adapté, mais il commence à se manifester au départ de sa maman et à pleurer lorsque vous quittez la pièce. Il a fait une petite sieste de 10 heures à 11 heures. En se déplaçant à quatre pattes, il reste à proximité de vous et observe les activités des plus grands.
Jean, 14 mois, est un petit garçon plein de vie qui tient difficilement en place, surtout depuis qu'il a acquis la marche.
Chloé, 15 mois, est inséparable de Jean qui l'entraîne dans toutes ses découvertes.
1. Quelles actions mettez-vous en place pour que le repas soit un moment de plaisir et d'apprentissage ? Précisez vos objectifs.
2. Pour le reste de la journée, précisez les besoins spécifiques de ces enfants et ce que vous pouvez leur proposer pour y répondre.

....

....

....

....

....

....

....

....

....

....

....

....

Cas clinique n° 14

Les parents de Julie, 4 ans, sont désemparés par l'attitude de leur fille à l'heure du coucher : « depuis quelques jours, tout est bon pour Julie qui ne veut pas aller se coucher… Le soir c'est l'enfer… »

1. Quelle démarche allez-vous avoir face à ces parents en demande d'aide ?

2. Quels conseils pourriez-vous leur proposer ?

Cas clinique n° 15

Magyd, né le 13 février 2005, fréquente la halte-garderie *Les Lutins bleus*, située dans un quartier dit sensible de la ville depuis février 2006 à raison d'une ou deux après-midi par mois.
Cette halte-garderie fonctionne dans les mêmes locaux qu'une minicrèche dont le projet est d'accueillir les enfants de mamans en situation de précarité lors des petits contrats ou des stages de formation qu'elles accomplissent.
La direction de ces deux structures est assurée par la même personne, et une partie du personnel (EJE et auxiliaire) fonctionne selon un emploi du temps précis sur l'une ou l'autre.
La maman de Magyd est originaire du Maghreb. Elle a 36 ans, parle mal le français, mais semble bien comprendre. Elle a trois autres enfants, des filles (14 ans, 12 ans et 10 ans, scolarisées dans le quartier). La maman dit ne pas vivre avec le papa.
En juin 2006, la maman trouve un travail d'employée dans une société de services (ménages) et souhaite que Magyd soit accueilli à la crèche. Son contrat se termine en septembre 2006.
Elle obtient un rendez-vous avec la directrice qui gère les deux structures pour lui faire part de son changement de situation. Elle souhaite, comme c'est le projet dans ce quartier, que Magyd intègre la minicrèche le temps de son contrat.
Le premier entretien se passe mal, l'explication est vive, la mère est très agressive. Elle ne comprend pas que la place ne soit pas immédiatement disponible et n'approuve pas le dépannage en halte-garderie qui lui est alors proposé (accueil plus long et adapté aux horaires de la maman, environ 3 semaines le temps qu'une place se libère).
Le deuxième entretien est encore plus difficile. Il a lieu 1 mois plus tard, alors que Magyd devrait avoir intégré la crèche. Il est absent depuis une semaine, sa maman a refusé l'adaptation sous prétexte qu'il connaissait déjà en partie les lieux et le personnel. De plus, les horaires d'arrivée et de départ sont des plus fantaisistes et irréguliers. Le papa vient souvent chercher Magyd le soir.
Magyd est un enfant qui parle peu, il observe beaucoup les autres avant de reproduire leurs jeux, puis cherche ensuite à les partager. Il est inscrit 4 jours par semaine, de 8 heures à 17 heures. Il pèse 12 kg, mesure 85 cm, ses vaccinations sont à jour.
Il arrive chaque jour avec un biberon rempli de lait qu'il garde à la bouche toute la journée et avec lequel il s'endort à la sieste.
La directrice demande alors un troisième rendez-vous dans l'intérêt de l'enfant et afin que la situation ne s'aggrave pas.

1. En tant qu'auxiliaire chargée de l'accueil de Magyd, comment allez-vous gérer l'accueil ce jour ?

2. Quelles sont les difficultés que vous pouvez identifier ?

3. Quels vont être vos objectifs par rapport à la mère, à Magyd, à l'équipe ?

Cas clinique n° 16

Auxiliaire de puériculture en crèche, vous accueillez Jérôme, 3 ans, polyhandicapé.

1. Définissez les termes suivants :
- polyhandicap ;
- déficience ;
- intégration.

2. Donnez les intérêts et les limites de l'intégration de Jérôme en crèche pour lui-même et ses parents.

3. Citez deux mesures nécessaires pour permettre une intégration optimale de Jérôme au sein de la crèche.

4. Citez les critères que vous devez prendre en compte lors de l'animation d'un groupe d'enfants.

....

....

....

....

....

....

....

....

....

....

....

....

....

....

....

....

....

....

Cas clinique n° 17

Joseph est un enfant de 26 mois qui vient accompagné de ses parents à la consultation au centre médico-psychologique.

La grossesse de Madame Hernand s'est bien déroulée. L'accouchement, à terme, n'a présenté aucun problème particulier.

Joseph s'est développé harmonieusement jusqu'à l'âge de 1 an. Il est décrit comme un enfant plutôt sage.

Vers l'âge de 1 an, les premiers troubles sont apparus. Joseph refuse l'alimentation solide, préférant manger l'alimentation liquide ou semi-liquide. Lorsque sa mère l'oblige à manger, il se cogne violemment la tête contre la table. Il semble alors insensible à la douleur.

Le jour, il pousse des geignements et ne prononce aucun mot. Il ne fait aucun effort pour apprendre à marcher. Il reste à terre, le regard fixé sur un objet familier : une petite voiture en métal. D'ailleurs, il la manipule durant de longs moments et, par instants, il présente des balancements d'avant en arrière.

Au cours de l'entretien, Joseph reste dans un coin, son regard est vide et ne peut être capté.

Quand sa mère l'interpelle pour partir, Joseph ne semble pas entendre son appel.

Les examens cliniques pratiqués par le pédiatre n'ont décelé aucune anomalie organique. Aussi, le diagnostic médical posé par le psychiatre est celui d'autisme.

Identifiez et analysez les éléments cliniques, passés ou actuels, en faveur du diagnostic d'autisme.

....

....

....

....

....

....

....

....

....

....

....

Cas clinique n° 18

Vous êtes chargée de l'animation d'une salle d'attente de PMI. Ce matin, quatre mamans sont présentes avec leurs enfants. Vous leur proposez de les laisser évoluer dans la pièce que vous avez aménagée à cet effet : il y a un grand tapis confortable pour les bébés, un espace jeux, de gros encastrements pour les plus grands.
Sur le tapis, vous installez Mathilde, 3 mois, et Julie, 7 mois. Mathilde entreprend d'attraper ses mains, alors que Julie, un temps étonnée de se retrouver là, évolue maintenant sur le tapis sous l'œil rassurant de sa maman. Voilà que Julie s'approche de Mathilde et commence, après lui avoir mis la main dans la bouche, à lui tirer les cheveux. Mathilde se met à hurler, suivie de près par Julie. Les mamans se précipitent l'une pour reprendre sa fille dans ses bras en jetant un regard furieux à Julie et à sa maman, l'autre pour gronder vivement Julie.

1. C'est à ce moment que vous décidez d'intervenir. Que comprenez-vous de ce qui vient de se passer ? Que dites-vous à ces mamans ? Décrivez vos actions.

Cet épisode légèrement mouvementé étant terminé, ce sont maintenant les cris de Julien, 16 mois, et Mattis, 18 mois, qui attirent votre attention. Les deux garçons sont en train de se disputer un gros cube jaune. La maman de Mattis essaie d'expliquer à son fils qu'il y a dans la pièce une dizaine d'autres cubes et qu'il doit laisser le bleu à Julien qui l'avait en premier.

2. Que comprenez-vous de cette situation ? Que faites-vous ?

....

....

....

....

....

....

....

....

....

....

....

....

Cas clinique n° 19

Raphaël est né le 19 octobre 2006 (il a 2 ans et demi). Ses parents, âgés tous deux de 32 ans, vivent maritalement dans un appartement à T. Sa maman est opératrice de production en formation et son papa agent SNCF.
Raphaël a une sœur de 5 ans et demi, Héloïse, qui a fréquenté la même crèche que son frère.
Raphaël est arrivé à la crèche en août 2007 à l'âge de 10 mois. Son adaptation s'est faite sans difficultés, il s'est bien intégré à la collectivité (bien que gardé jusque-là par sa maman).
Raphaël est un enfant né à terme. Allaité jusqu'à 5 mois, il a ensuite reçu un lait Baby Bio (ses parents accordent une grande importance à l'alimentation biologique et ne consomment pas de bœuf).
Dans ses antécédents personnels, on note un eczéma atopique depuis l'âge de 2 mois, présent à ce jour sur les membres inférieurs.
Dans les antécédents familiaux, on note des allergies au pollen et aux acariens. En décembre 2007 Raphaël a eu la varicelle.
Ses vaccinations sont les suivantes :

- BCG le 20/08/07 ;
- DTCP à jour, dernier rappel le 29/01/07.

Observation de l'enfant

Raphaël est un petit garçon de 2 ans et demi, aux cheveux courts, blonds, et aux yeux gris. Il mesure 91 cm et pèse 13 kg 200. Il a 16 dents.
C'est un enfant un peu effacé, discret. Il joue souvent seul le matin, sauf quand Jules est présent. Son jouet préféré à la crèche est la tondeuse. Il sait très bien faire du vélo. Il participe avec intérêt aux activités manuelles proposées et s'avère adroit (préhension très précise).
Au niveau psychomoteur, il a encore du mal à sauter sur ses deux pieds. Au niveau du langage, il s'exprime bien, parle doucement d'un ton bas ou quelquefois fait la grosse voix comme pour faire peur à son interlocuteur.
Raphaël commence à aller aux toilettes sur proposition de l'auxiliaire, il semble très content (il garde cependant sa couche dans la journée).
Raphaël a bon appétit et mange sans difficulté ce qui lui est proposé. Du fait des convictions de ses parents, il ne consomme pas de bœuf, ni aucun aliment contenant du lait de vache ; ce sont les parents qui fournissent les desserts lactés et le lait à base de soja.
Pour la sieste, il dort environ 1 heure 30 avec son doudou, un chien en éponge marron, et sa sucette (il s'endort calmement et très rapidement).
Raphaël arrive à la crèche avec sa maman vers 9 heures 30, il reste 5 à 10 minutes dans ses bras, fait un gros câlin et un baiser, dit au revoir à sa maman par la fenêtre

avant de rejoindre les autres enfants dans la salle d'accueil. Le soir, il repart vers 16 heures 30 avec sa maman ou son papa.

Situation ce jour

Raphaël a passé une bonne nuit, il s'est couché à 20 heures 30, levé à 7 heures 30. Il a pris 250 mL de soja bio au petit-déjeuner.

Il est arrivé à 9 heures 15 avec sa maman. Il se cache dans son cou, demande un gros bisou et va lui dire au revoir à la fenêtre.

En fonction de ces données, complétez le tableau ci-joint des besoins de Raphaël.

Besoins	Données observables	Actions relevant du rôle de l'AP
Agir selon ses croyances et ses valeurs		
Boire et manger		
Éviter les dangers		
S'occuper, se récréer		
Se mouvoir et se déplacer		
Éliminer		
Communiquer		
Dormir		

....

....

....

....

....

....

....

....

Cas clinique n° 20

Nolwenn, 21 mois, vit avec ses parents (mariés) d'origine algérienne et son grand frère de 14 ans. Sa maman attend un troisième enfant pour le mois de mai.

Le père de Nolwenn est âgé de 27 ans et travaille dans le bâtiment ; sa maman, âgée de 36 ans, travaille comme auxiliaire de vie sociale.

Leila est entrée en crèche le 13 septembre 2007 à l'âge de 3 mois et demi, lors de la reprise de l'activité professionnelle de sa maman. La période d'adaptation s'est déroulée sur 15 jours selon le protocole de la crèche et n'a pas posé de problème particulier.

Leila est accueillie à la crèche du lundi au vendredi, de 8 heures 30 à 18 heures 30.

Leila est née à terme, son poids de naissance était de 3 kg 270, sa taille de 50 cm, son périmètre crânien de 34 cm.

Elle a eu la varicelle en janvier 2008. Ses vaccinations ne sont pas à jour, elle a présenté une grosse réaction (œdème, rougeur) lors de la troisième injection d'Infanrix® et de Prévenar® (premier rappel non fait).

C'est une petite fille brune aux cheveux châtains et bouclés, aux yeux bleu-gris. Elle pèse 11 kg 400 et mesure 82,5 cm. Elle à 16 dents.

En ce qui concerne son développement psychomoteur :

- langage : elle comprend les ordres simples, prononce des mots incompréhensibles, ses parents lui parlent indifféremment français et arabe ;
- motricité fine : elle empile trois ou quatre cubes ;
- motricité générale : elle monte et descend les escaliers avec de l'aide, elle s'assied seule sur une chaise, enlève ses vêtements, imite les gestes, mange seule.

Elle porte une couche en permanence.

En ce qui concerne les jeux, Leila joue à la poupée, à la dînette, aux voitures. Elle est très active, aime courir, sauter, bouger. Elle présente des difficultés à respecter les consignes lors des activités dirigées.

Elle possède un doudou (une poupée de chiffon rose) et une sucette qu'elle réclame très souvent dans la journée, et en particulier pour la sieste, de 12 heures 30 à 15 heures 30 en moyenne. Elle a un bon sommeil.

Pour le repas, elle mange avec le groupe des moyens, à table, seule, et se débrouille très bien. Elle ne mange ni viande ni porc pour des raisons religieuses (ce qu'elle a du mal à accepter).

Ce jour, elle est arrivée à 8 heures avec son papa. Elle a passé une bonne nuit, s'est réveillée à 7 heures, a pris son biberon de lait de croissance en entier.

L'éducatrice du groupe a prévu une activité de collage ce matin avec des bouts de feutrine (travail collectif).

Le menu à midi :

- tarte aux légumes ;
- purée de potiron ;

- poisson au fenouil ;
- banane.

En fonction des données précédentes, complétez le tableau des besoins de Leila ci-dessous en décrivant les actions relevant du rôle de l'auxiliaire.

Besoins	Données observables	Actions relevant du rôle de l'AP
Agir selon ses croyances et ses valeurs		
Boire et manger		
Éviter les dangers		
S'occuper, se récréer, apprendre		
Éliminer		
Communiquer		
Dormir		

....

....

....

....

....

....

....

....

....

....

....

....

....

Guide de correction

Cas clinique n° 1

1. L'allaitement maternel, aide à la décision :

❖ évaluer les motivations de la maman en s'entretenant avec elle de son désir d'allaiter (souhait personnel, pressions de l'entourage, lectures, désir d'être une bonne mère…) afin de ne pas la culpabiliser si sa décision n'est pas sûre ;

❖ lui indiquer pour elle-même et pour son enfant les bénéfices de l'allaitement maternel :

<u>pour elle-même :</u>

– involution utérine plus rapide,
– pratique (toujours prêt et à température),
– relation à l'enfant plus intime ;

<u>pour l'enfant :</u>

– aliment idéal (qualité qui évolue avec l'âge de l'enfant et en fonction des besoins nutritionnels, quantité qui s'ajuste aux besoins de l'enfant, plus il tète plus il y a production de lait),
– pas de risque d'allergie,
– prépare le goût (modification du goût en fonction de ce que mange la maman),
– facteur de prévention de l'obésité,
– proximité avec la maman ;

❖ ne pas minimiser les difficultés éventuelles (fuites, tensions, risque de crevasses, engorgement, fatigue, disponibilité) ;

❖ lui parler des préparations pour nourrisson et de leurs qualités actuelles, mais également de la possibilité de tirer son lait si le papa veut participer ou si besoin de se libérer quelques heures.

2. Une tétée efficace :

❖ l'enfant est calme et détendu ; après la tétée, il s'endort rapidement ;

❖ il urine régulièrement (couche mouillée à chaque change : de trois à cinq fois) ;

❖ il a un bon rythme succion/déglutition (une succion et une déglutition en début de tétée, puis plusieurs succions pour une déglutition en fonction des vagues d'éjection du lait).

Points-clés pour une bonne approche de la maman

Juliette est une enfant née à terme sans problèmes particuliers, son poids de naissance est satisfaisant. L'explication de ces signes permettra de rassurer la maman sur ses capacités à allaiter :

❖ rassurer la maman sur ses capacités d'observation ; en effet, le fait de ne pas évaluer la quantité de lait absorbée à chaque tétée peut l'inquiéter ;
❖ lui parler de la perte de poids physiologique qui suit les premiers jours de la naissance ; celle-ci ne doit cependant pas être supérieure à 7 % du poids de naissance pour un allaitement au sein ;
❖ lui parler de la modification des selles de l'enfant (méconium, puis selles méconiales et enfin selles jaunes d'or grumeleuses semi-liquides) ;
❖ lui rappeler que la production de son lait est directement liée à la stimulation de son mamelon et que celle-ci s'adapte en permanence en qualité et en quantité aux besoins de son enfant.

3. Informations sur l'allaitement :
❖ présenter les différentes méthodes pour tirer le lait : extraction manuelle du lait, tire-lait manuel, tire-lait électrique ;
❖ commencer à tirer le lait le plus tôt possible après l'accouchement (moins de 6 heures après) ;
❖ tirer le lait au moins sept ou huit fois par 24 heures ;
❖ tirer le lait pendant environ 15 ou 20 minutes par sein ;
❖ changer de sein dès que les jets de lait s'arrêtent ;
❖ pour faciliter les décharges d'ocytocine :
– sur un plan général, installer un rituel, prendre le temps, être au calme, confortable, détendue si possible en présence de l'enfant ou d'un objet, d'une photo qui rend l'enfant présent,
– sur un plan local, stimuler l'aréole, effleurer le sein, mettre de la chaleur sur le sein.

Cas clinique n° 2

1. L'adaptation de Tom :

Apparemment, la maman de Tom minimise les difficultés que peut présenter Tom lors de la séparation, soit par méconnaissance des besoins de l'enfant, soit parce qu'elle-même a du mal à vivre ce moment.

Compte tenu de l'âge de Tom (8 mois) et du fait que jusqu'ici c'est sa maman qui s'en est occupé, ce passage peut se révéler délicat. Tom à besoin de trouver de nouveaux repères, de nouvelles figures d'attachement, de comprendre par l'instauration du rythme et de rituels que sa maman revient bien le chercher tous les soirs. C'est pourquoi il paraît indispensable que cette adaptation se fasse en douceur et de maintenir le rythme prévu pour l'intégration de Tom dans la structure et au besoin de le réajuster en fonction des observations que vous ferez de son comportement.

2. Rôle de la référente :

Bénéfices pour l'enfant :
- repères de personnes ;
- il peut trouver une nouvelle figure d'attachement (sécurité affective) ;
- cohérence dans les pratiques ;
- personnalisation de l'accueil ;
- besoins reconnus.

Bénéfices pour l'auxiliaire :
- elle a une connaissance fine de l'enfant (elle peut décoder plus rapidement ses besoins et y répondre de manière adaptée, et repérer plus facilement les problèmes) ;
- elle est garante de son histoire ;
- elle établit une relation de confiance enfant/famille.

3. Prise en charge de Tom :

L'auxiliaire devra être particulièrement disponible et à l'écoute. Elle interrogera la maman sur le comportement de Tom ainsi que sur ses habitudes à la maison :
- sommeil ;
- repas ;
- changes ;
- expression, pleurs ;
- préférences, positions ;
- jeux ;
- réactions aux bruits, aux personnes nouvelles ;
- objet transitionnel ;
- antécédents médicaux.

Cas clinique n° 3

1. Origine des crises de larmes :

On peut supposer que Jérémy est dans la phase dite d'angoisse du 8e mois qui marque la fin de la période de symbiose mère/enfant, la reconnaissance de l'identité maternelle. Cette situation est génératrice d'angoisse de l'abandon.

Pour aider cet enfant, on peut conseiller à Madame Bellegarde :

- de verbaliser la séparation à l'enfant et, surtout, de ne pas l'inciter à partir en catimini ou à détourner son attention sur des jeux ;
- de favoriser l'instauration de rites (paroles, objets transitionnels) ;
- de favoriser ensuite les jeux de caché/retrouvé, où l'enfant peut maîtriser le processus de séparation (foulard, coucou etc.).

2. Proposition de jeux :

- jeux de caché/retrouvé, lancer/récupérer ;
- empilages de gros cubes à démolir ;
- jeux d'éveil sensoriels, sonores, tactiles ;
- tableaux d'activité ;
- jeux moteurs, des structures pour s'accrocher, pour l'aider à se mettre debout.

3. Menu du déjeuner :

- purée de légumes, par exemple pommes de terre, courgettes (150 g) ;
- viande hachée (15 g ou trois cuillers à café) ;
- compote de fruits (100 g).

Conseils :

- consistance grumeleuse de la purée ;
- éventuellement, semoule ou tapioca pour remplacer la pomme de terre ;
- si on ne donne pas de laitage à midi, le prévoir impérativement à 16 heures.

Cas clinique n° 4

1. Nombre de repas par 24 heures pour des nourrissons :

- à 3 mois : six biberons ;
- à 4 mois : cinq biberons ;
- à 5 mois : quatre biberons ou trois biberons et un repas ;
- à 6 mois : trois biberons et un repas.

2. Actions lorsqu'un enfant vomit :

- s'assurer que le groupe est pris en charge par une collègue ;
- accompagner l'enfant dans la salle de change ;
- s'informer du déroulement de la journée ;
- s'informer de la prise du repas de midi ;
- rassurer l'enfant ;
- effectuer une toilette, lui remettre des vêtements propres personnels et confortables, le rafraîchir :
- observer l'aspect, la quantité du vomi, s'informer de l'heure à laquelle l'incident est survenu ;
- rechercher des signes associés : fièvre, diarrhée, éruption, douleur ;
- noter sur le cahier de transmissions ;
- avertir la puéricultrice et les parents ;
- garder l'enfant au calme, lui proposer son doudou, le laisser allongé s'il le souhaite, mais près des adultes ;
- lui proposer des jeux calmes (selon son envie) ;
- lui faire boire de l'eau par petites quantités s'il le tolère.

3. Lire une histoire :

- ramener le calme ;
- proposer aux enfants d'aller s'asseoir avec leurs objets préférés dans un secteur calme ;
- choisir une histoire connue de tous et qu'ils apprécient, peut-être en lien avec la situation qu'ils sont en train de vivre ;
- les laisser adopter leur position préférée.

Intérêt du conte, selon qu'il est merveilleux ou plus réaliste

- Il développe l'imaginaire et le rêve ; par exemple : « Boucle d'or », « La Belle au bois dormant »...
- L'enfant revit des situations proches de sa réalité, il y trouve des repères pour la compréhension de ce qu'il vit, et entend qu'il n'est pas le seul à les vivre ; par exemple : « Petit Ours brun », « Mimi Cracra ».

❖ Il développe l'expression et la maîtrise de ses peurs ; par exemple : « Max et les maximonstres », « Pierre et le loup » (les contes qui se terminent bien permettent de contrôler les peurs et les angoisses).
❖ Il développe son vocabulaire, celui de l'écrit étant plus riche que les expressions du quotidien.

Cas clinique n° 5

1. Protocole d'admission :

Le besoin prioritaire de Valentin est son besoin de sécurité. Il est en période d'adaptation. Il va vivre sa première séparation d'avec sa maman. Il est donc important que cette séparation soit préparée, qu'elle s'effectue progressivement.

❖ Préparation :

– Valentin est attendu ;
– le jour et l'heure de son arrivée sont déterminés ;
– l'auxiliaire qui va assurer son accueil et le suivi est désignée dans l'équipe.

❖ Admission progressive – objectifs :

– que l'auxiliaire, par ses observations et les contacts qu'elle va avoir avec la maman, apprenne à bien connaître Valentin, ses habitudes, son rythme de vie (veille, sommeil, repas, etc.), ses rituels (endormissement...), les demandes de ses parents ;
– que la maman ait confiance grâce à ses visites prolongées qui lui permettront de connaître le fonctionnement de la structure et les pratiques du personnel, et d'imaginer le fonctionnement de celle-ci lorsque Valentin sera loin d'elle ;
– que Valentin trouve progressivement de nouveaux repères dans ce lieu étranger, et ceci grâce à la médiation de sa maman (gage de sécurité) : « La nouveauté oui, mais dans des bras aimants et connus ! ».

❖ Il est important que, pour chaque enfant, des règles concernant l'accueil soient mises en place : c'est le protocole. Il peut se faire sur une, voire deux semaines, selon les besoins de l'enfant ou de ses parents.

❖ Les moments que l'enfant passera sans sa maman seront de plus en plus longs ; les temps forts comme la prise du biberon ou le coucher seront d'abord pratiqués à la crèche par la maman avant qu'elle passe le relais à l'auxiliaire référente.

2. Organisation de la première rencontre :

Cette première rencontre à la crèche se fera à un moment où Valentin sera calme et bien réveillé, après sa sieste du matin ou celle de l'après-midi par exemple. La maman sera reçue par la puéricultrice qui passera ensuite le relais à l'auxiliaire de puériculture. Celle-ci proposera à la maman de visiter la crèche avec son bébé dans les bras, puis de s'installer quelques instants dans le secteur où va être accueilli Valentin.

Elle établira ensuite avec elle le calendrier pour les jours suivants :

❖ laisser l'enfant éveillé quelques instants seul ;
❖ repas à la crèche donné par la maman ;
❖ repas à la crèche donné par l'auxiliaire en présence de la maman ;
❖ repas donné par l'auxiliaire hors de la présence de la maman ;
❖ endormissement réalisé par la maman ;
❖ endormissement réalisé par l'auxiliaire avant l'entrée définitive.

L'auxiliaire devra être particulièrement disponible et à l'écoute. Elle interrogera la maman sur le comportement de Valentin ainsi que sur ses habitudes à la maison :
- sommeil ;
- repas ;
- changes ;
- expression, pleurs ;
- préférences, positions ;
- réactions aux bruits, aux personnes nouvelles.

3. Prévention de la mort subite du nourrisson :

Avant de répondre à la maman, l'auxiliaire fera préciser les heures de sommeil habituelles de valentin, et informera que chaque bébé est différent dans ses rythmes et ses besoins. On peut cependant dire qu'en moyenne à trois mois l'enfant dort entre 14 et 16 heures par jour. Les conseils que l'on peut donner :
- couchage sur le dos ;
- literie ferme ;
- pas d'oreiller ;
- pas de couette ;
- rythme de vie à respecter avec des temps de repos adaptés ;
- température de la chambre 18-20 °C ;
- pas de tabagisme autour de l'enfant ;
- traiter les reflux gastro-œsophagiens ;
- sensibiliser les parents aux rhumes, aux maladies de l'enfant ;
- allaitement maternel toujours conseillé.

Cette maman paraissant très inquiète, il sera important de la valoriser sur ses capacités à reconnaître les besoins de son enfant.

Cas clinique n° 6

1. Le projet pédagogique de la crèche :

❖ intégration ;
❖ décloisonnement (écoles, ouverture vers l'extérieur) ;
❖ groupes, familles, enfants d'âges différents ;
❖ autonomie de l'enfant ;
❖ l'adulte propose son aide, mais ne donne pas de consigne ;
❖ respect du rythme (sommeil, repas…), mais aussi du désir d'entrer dans l'activité ;
❖ non-intervention de l'adulte (verbalisation, regard) ;
❖ respect et mise en place de repères (lits, couffins, fauteuils) ;
❖ milieu sécurisant ;
❖ accueil commun et arrivée échelonnée.

2. Comportement des enfants :

❖ Romain, 12 mois :
– sur le plan psychomoteur, marche ;
– viens d'entrer dans la période d'adaptation ;
– a besoin de l'adulte, mais commence à trouver sa place ;
– a de la curiosité, le désir de participer ;
– est vite déstabilisé.
❖ Émilie, 9 mois :
– sur le plan psychomoteur, elle rampe et commence à maîtriser la position assise ;
– stade oral (elle porte tout à la bouche) ;
– elle cherche le regard de l'adulte pour se rassurer ;
– angoisse d'abandon.
❖ Roxane, 5 mois :
– sur le plan psychomoteur, plat dos, plat ventre, elle gazouille et a besoin de sommeil ;
– rites d'endormissement ;
– adaptation sans problème ;
– n'a pas acquis la permanence de l'objet.

Cas clinique n° 7

1. Les raisons du comportement de Judith :

L'explication que l'on peut proposer à la maman en s'appuyant sur un recueil de données incluant les attitudes et les comportements de l'enfant à la maison est que Judith est en train d'entrer dans la période dite d'angoisse du 8e mois.

Elle marque la fin de la symbiose mère/enfant. C'est la reconnaissance de l'identité maternelle. L'enfant rejette tout excepté l'objet unique : la mère.

L'enfant ne répond plus au sourire de l'étranger, voire manifeste des réactions de déplaisir.

Cette situation est la source de l'angoisse de séparation ; même si maintenant l'enfant est bien familiarisée avec la crèche, elle prend conscience d'une manière aiguë de la séparation d'avec son environnement.

2. Gestion de cette situation :

Mon attitude sera :

- de permettre à la mère de verbaliser ses propres sentiments face à la séparation ;
- d'autoriser l'enfant à manifester son désaccord (pleurs, cris), ses émotions ;
- de verbaliser la séparation à l'enfant, et ne pas inciter la mère à partir en catimini ;
- de favoriser ou renforcer l'instauration de rites (paroles, objet transitionnel, attitudes) sécurisants.

3. Les jeux proposés :

Tous les jeux de caché/retrouvé, où l'enfant peut maîtriser le processus de séparation (foulard, coucou, boîte aux lettres…), de lancer/ramasser…

4. Décontamination des biberons :

La décontamination est indispensable en collectivité. Les enfants n'ont généralement pas de biberons personnels ; risque de dissémination des germes, épidémies.

Le lait est un excellent milieu de culture et les biberons sont souvent préparés un certain temps à l'avance (ce qui n'est pas indispensable).

5. Conseils d'alimentation :

- La maman peut commencer à donner un repas le soir en tenant compte du repas donné à la crèche à midi et de maintenir un équivalent laitier soit dans la préparation du plat principal (purée au lait par exemple ou au fromage, floraline), soit en dessert (yaourt, fromage blanc…) ; par exemple :
  - soupe de légume et floraline ;
  - yaourt et compote de pomme ;
  - eau à volonté.
- Les produits laitiers par leur richesse en calcium réalisent un apport indispensable pour un organisme en pleine croissance.

❖ C'est également l'âge où l'on commence à introduire les céréales sous forme de petites pâtes, tapioca, riz, qui augmentent l'apport calorique sans augmenter trop le volume de la ration.
❖ On ne donnera pas de protéines (la quantité apportée par le lait ainsi que la viande du déjeuner couvre parfaitement les besoins de l'enfant).

6. La vaccination ROR :

Cette vaccination, conseillée entre 12 et 15 mois chez le garçon comme chez la fille, protège contre la rougeole, les oreillons, la rubéole et prévient leurs complications.

Cas clinique n° 8

1. Proposition d'un rythme de sommeil pour 24 heures :

Élodie a passé une bonne nuit, elle se réveille à 6 heures 30.
On pourra la coucher :
- à 9 heures pour une sieste d'environ 1 heure 30 à 2 heures ;
- entre 12 heures 30 et 13 heures, en fonction de la manifestation des signes de fatigue (propres à Élodie et repérée par une observation attentive de l'enfant et les informations recueillies auprès de ses parents) ;
- vers 18-19 heures si besoin, avant le dîner ;
- enfin, pour la nuit, en fonction du repos pris avant le repas, à 19 heures 30 ou à 20 heures 30.

La durée moyenne du sommeil pour une enfant de cet âge est de 16 heures par jour.

2. Caractéristiques du développement psychomoteur d'un enfant de 6 mois :

- postures :
– position ventrale, l'enfant relève les mains, il fait le « phoque »,
– position dorsale, il décolle la tête et les épaules du plan du lit,
– il joue avec ses pieds,
– maintenu en position debout, c'est le stade dit « du sauteur » ;
- préhension :
– elle est globale, « palmaire », imprécise et volontaire,
– le relâchement est involontaire ;
- langage :
– il babille,
– il utilise consonnes et voyelles (« lallation ») ;
- développement social : il aime découvrir les autres, il communique, mais il joue seul ;
- développement affectif : il est très attaché à sa mère, mais commence à comprendre qu'elle est un individu à part entière, différent de lui.

3. Commande de jouets :

- La proposition de jouets doit prendre en compte les acquisitions psychomotrices du groupe d'enfants.

– La posture : l'enfant à 3 mois est allongé sur le dos et va progressivement se retourner, acquérir la station assise vers 6-7 mois et se tenir debout avec appui vers 10 mois.
– La préhension : apparition de la préhension volontaire vers 4 mois, préhension globale vers 6 mois et évolution vers une préhension fine vers 9-10 mois.
- Un groupe d'enfants de cet âge aime voir les couleurs, le mouvement, écouter, toucher, sucer. Ils développent tous leurs sens au travers des activités et des jeux que l'on va leur proposer.

Propositions :

- des tapis d'éveil ;
- des portiques ;
- des tableaux de découvertes ;
- des mobiles musicaux ;
- des anneaux, des hochets ;
- des animaux en caoutchouc ;
- des cubes en bois.

4. L'accompagnement des enfants dans le jardin – objectifs :

Lors de cette sortie, les besoins de ces enfants vont être très différents.

- Les objectifs pour Violette : confort, sécurité, éveil sensoriel.

Il s'agira de lui aménager un tapis confortable sur lequel elle pourra rester allongée de préférence sur le dos, observer son environnement, les autres enfants autour d'elle, ou manipuler des objets à portée de sa main, foulard, anneaux... Il lui faut des couleurs, des comptines, des chants.

- Les objectifs pour Élie : sécurité affective, sécurité physique, découverte en lien avec son stade de développement.

Il maîtrise bien la station assise et se déplace à quatre pattes, il peut explorer plus avant son environnement. Cependant, la séparation a été difficile ce matin : penser à amener le doudou à l'extérieur. Il a besoin de proximité avec l'auxiliaire référente, il faut l'amener progressivement à prendre des initiatives. Il faudra être particulièrement vigilante quant à sa sécurité, il porte tout à sa bouche (cailloux, herbe...). On pourra lui proposer des jeux de manipulation (eau, sable...) et différents objets (seaux, bassines, gros cubes...) qu'il pourra encastrer, vider, remplir... Penser à des jeux de caché/retrouvé qui l'aideront à gérer la séparation.

- Les objectifs pour Pauline : sécurité, découverte de l'environnement, stimulation du déplacement, stimulation du langage, jeux moteurs.

Les jeux peuvent être les mêmes que pour Élie : manipulation de différents matériaux. Pauline semble en grande forme ce matin, curieuse de tout, le jardin va être un véritable terrain de découvertes. Veiller à sa sécurité physique, à ce qu'elle ne se mette pas en danger.

Cas clinique n° 9

1. Adaptation progressive à la crèche :

❖ Les parents amènent leur enfant de manière progressive, quelques heures, puis plus longuement, avec eux, puis seul.
❖ Dans certaines structures, il existe un protocole très précis ; dans d'autres, c'est l'observation de l'enfant, de ses besoins et de ceux des parents qui permet de réaliser une adaptation plus personnalisée.

2. Intérêts de l'adaptation progressive :

❖ Coopération et confiance entre les parents et le personnel.
❖ Séparation progressive entre la mère et l'enfant, d'autant qu'Igor est âgé de 9 mois et que pour lui cette période est particulièrement sensible.
❖ L'enfant rencontre le groupe et les auxiliaires, il peut ainsi progressivement créer un nouvel attachement qui le sécurisera (intérêt d'une auxiliaire référente pendant tout ce temps d'adaptation).
❖ La souplesse des horaires permet de ne pas perturber trop brutalement son rythme de vie.
❖ Préparation du groupe et du personnel à l'arrivée d'Igor.

Informations nécessaires pour une bonne intégration :
❖ le nom et les coordonnées des personnes amenées à venir chercher l'enfant ;
❖ les horaires prévus ;
❖ les habitudes de vie, alimentation (texture, allergies), sommeil (endormissement, position, durée, luminosité, objet transitionnel) ;
❖ les activités favorites, développement psychomoteur ;
❖ son comportement dans les situations particulières et ses modalités d'expression.

3. Importance du « doudou » :

❖ Le doudou a une place bien à part dans les jouets d'Igor.
❖ C'est un élément de réassurance, il représente sa mère.
❖ C'est une présence réconfortante, il fait le lien entre le domicile et la crèche.
❖ Il doit être disponible et l'aide à gérer la séparation, en conférant à Igor la sécurité de base qui lui permettra de se tourner vers d'autres activités et d'autres enfants.

Cas clinique n° 10

1. Quatre actions immédiates :

- indiquer à l'enfant que l'on a compris son désir d'aller sur le pot en lui disant par exemple : « Tu veux aller sur le pot, je vais d'abord enlever ta couche », puis lui enlever sa couche en position debout ;
- si ses fesses sont souillées, lui faire une toilette en position debout ;
- l'aider à s'installer sur le pot et l'encourager par la parole ;
- transmettre l'information à la puéricultrice, puis à la famille.

2. Les actions pour favoriser l'acquisition de la propreté :

- respecter l'enfant : pas de moquerie, pas d'humiliation, pas de chantage affectif, dédramatiser les « accidents » ;
- respecter le rythme de l'enfant : pas de comparaison avec les autres enfants ;
- laisser libre accès aux toilettes ;
- l'aider à ôter sa couche chaque fois qu'il souhaite aller sur le pot ou utiliser des couches que l'enfant peut ôter lui-même ;
- encourager l'enfant à progresser et à devenir autonome ;
- être attentif à ce qu'il fait et à ce qu'il dit ;
- utiliser des activités ludiques manipulatoires compensatrices (pâte à modeler, pâte à sel, pâtisserie) ;
- échanger des informations avec les parents.

3. Les critères de maturité normalement liés à cet âge permettant d'envisager cet apprentissage :

- La maturation physiologique : l'enfant doit être capable de contrôler volontairement ses sphincters. Il doit avoir une maturation des nerfs moteurs qui assurent le contrôle volontaire des sphincters. Il doit avoir une maturation des nerfs sensitifs qui permettent de ressentir que l'intestin contient des selles ou que la vessie est pleine.
- La maturation intellectuelle et/ou psychologique : l'enfant doit être capable de prendre conscience de son besoin d'être propre, de comprendre ce qu'on attend de lui et de communiquer avec l'entourage.
- La maturation affective : l'enfant a le désir de devenir « grand » et de faire comme les « grands ». L'affectif joue un rôle important d'accélérateur et de frein. Des troubles psychologiques peuvent provoquer une régression de cette acquisition.

4. L'ordre de progression de l'acquisition de la propreté :

- Il y a d'abord maîtrise du sphincter anal, puis du sphincter vésical (parfois, il peut y avoir l'inverse).
- La propreté est d'abord diurne, puis nocturne.
- La propreté peut être acquise lorsque l'enfant est capable de monter et de descendre seul un escalier vers l'âge de 24 à 30 mois.

Cas clinique n° 11

1. Les types de comportements :

❖ Le leader : c'est le meneur. Il a une personnalité riche et attractive. Les autres forment des groupes durables autour de lui. Il obtient les choses par la douceur. Il a un comportement d'apaisement, équilibré et stable.
❖ Le dominant agressif : il a un comportement de menace. Il obtient ce qu'il désire par la force.
❖ Le dominé agressif : il a un comportement passif. Il imite, évite la compétition, agresse sans arriver à dominer et s'isole.
❖ Le dominé craintif : il a un caractère de leader, mais inhibé par sa timidité. Il ne peut manifester sa personnalité qu'en groupe restreint.

2. Rôle de l'auxiliaire de puériculture face à l'agressivité d'un enfant :

❖ accueillir l'enfant individuellement en le valorisant par des paroles, des gestes, etc. ;
❖ proposer à l'enfant des activités manuelles attractives afin de prévenir l'agressivité ;
❖ proposer des activités physiques pour canaliser l'agressivité ;
❖ le mettre dans un groupe réduit de quatre ou cinq enfants pour limiter les conflits ;
❖ prêter attention lors de ses jeux de rôle qui traduisent les préoccupations et les besoins affectifs de l'enfant ;
❖ dialoguer avec l'enfant, l'écouter, savoir lui imposer des limites ;
❖ avoir une attitude chaleureuse pour l'apaiser.

3. Intérêt de l'activité peinture avec éponge pour Guillaume :

❖ laisser une trace ;
❖ découvrir un nouvel outil, de nouvelles traces ;
❖ développer ses sensations tactiles et visuelles, sa connaissance des couleurs ;
❖ développer ses capacités motrices et créatives ;
❖ procurer du plaisir ;
❖ communiquer avec l'adulte et les autres enfants (favoriser la socialisation).

Cas clinique n° 12

1. Poids, taille et périmètre crânien :

❖ Gain pondéral :
– jusqu'à 3 mois : de 25 g à 30 g par jour, soit de 750 à 900 g par mois ;
– de 3 à 6 mois : 20 g par jour, soit 600 g par mois ;
– de 6 mois à 9 mois : 15 g par jour, soit 450 g par mois.
Le calcul est le suivant :
– 3 620 g + (750 g × 3) + (600 g × 3) + (450 g × 2), soit 3 620 g + 2 250 g + 1 800 g + 900 g = 8 570 g à 8 mois ;
– ou 3 620 g + 2 700 g + 1 800 g + 900 g = 9 020 g à 8 mois ;
– ou à 5 mois = PN × 2 = 3 620 g × 2 = 7 240 g + 600 g + 450 g + 450 g = 8 740 g à 8 mois.
❖ Taille :
– jusqu'à 3 mois : +3 cm/mois ;
– de 3 à 6 mois : +2 cm/mois ;
– de 6 mois à 1 an : +1 cm/mois.
Soit (3 × 3 cm) - (3 × 2 cm) + (2 × 1 cm) = 17 cm + 51 cm = 68 cm.
Réponse acceptée : de 65 cm à 71 cm.
❖ Périmètre crânien :
PC = Taille/2 + 10 (jusqu'à 1 an), soit 68 + 10 = 44 cm.
Réponse acceptée : de 42 cm à 46 cm.

2. Dentition de Mathieu à 8 mois :

❖ deux incisives médianes inférieures (vers 6 mois) ;
❖ deux incisives médianes supérieures (8 mois).

3. L'allaitement :

Madame Dubois peut encore allaiter complètement son enfant si elle le désire et ce jusqu'à 6 mois (l'allaitement maternel suffit à lui seul à satisfaire les besoins du bébé jusqu'au 6e mois).

4. Le sevrage :

❖ Il se fait progressivement, sur 2 semaines au minimum, tout en douceur (si le bébé refuse le biberon, réessayer quelques jours plus tard).
❖ Il n'est pas nécessaire pour la mère de recourir aux médicaments (la réduction progressive du nombre de tétées entraîne automatiquement une baisse de production de lait).
Comment procéder :
❖ supprimer une tétée peu importante ;
❖ remplacer par un biberon de lait ou un autre aliment si l'enfant est déjà assez grand ;

- au bout de quelques jours, supprimer une autre tétée et ainsi de suite jusqu'à l'arrêt complet de l'allaitement maternel ;
- on peut maintenir plus longtemps les tétées du matin et du soir.

Introduction de l'alimentation diversifiée

- Âge d'introduction :
  - 5 mois : légumes ;
  - 4-5 mois : fruits ;
  - 6-7 mois révolus : VPO.
- Principes à respecter lors de l'introduction :
  - introduction d'un seul aliment à la fois (tolérance du nouvel aliment) ;
  - attendre quelques jours avant l'introduction d'un nouvel aliment ;
  - flatter le goût, la vue (présenter dans une assiette) ;
  - ne pas mélanger les différents aliments (apprentissage des différents goûts) ;
  - augmenter progressivement la quantité de l'aliment ;
  - ne pas commencer la diversification lors de maladie, poussée dentaire, déménagement, etc., pouvant perturber l'enfant ;
  - ne jamais forcer l'enfant (respecter les goûts et les dégoûts).

Cas clinique n° 13

1. Actions à mettre en place au moment du repas :

Le temps du repas est un moment fort dans la vie des enfants en crèche ; l'organisation en groupes d'âges différents nécessite une observation fine des enfants et une organisation particulière qui tienne compte du rythme et des besoins de chacun.

Objectifs	Actions
Créer une ambiance calme	– Proposer à Jean et à Chloé une activité calme avant le repas (coin lecture) – Installer Anaïs un peu à l'écart pour que les autres enfants continuent à jouer pendant son repas.
Ne pas faire attendre les nourrissons, respecter le rythme de chaque enfant Socialisation	– Julie mangera en premier, elle vient de se réveiller et réclame son repas ; installation confortable dans le transat, proposition des légumes à la cuiller. Lorsque Julie n'en veut plus, compléter par le biberon de lait, puis par les fruits mixés. – Observation d'Anaïs installée sur le tapis, et qui joue avec ses mains, proposition du biberon lorsqu'elle manifestera des signes de faim (indiqués par la maman). – Ensuite, repas de Pierre, en tête-à-tête ; besoin de ce temps privilégié avec sa référente : prendre le temps. – Chloé et Jean seront ensemble à table.
S'adapter aux besoins des enfants	– Les installer en fonction de leurs capacités, Anaïs dans les bras, Julie et Pierre dans le transat, Chloé et Jean à table ; chaises adaptées, les pieds des enfants doivent toucher le sol. – Ne pas les forcer à manger
Confort et hygiène	– Serviettes ou tablier pour les plus grands. – Laisser les enfants libres de leurs mouvements ; chaises adaptées. – Lavage des mains avant et après le repas.
Attitude éducative	– Nommer les aliments. – Utiliser tasse et cuiller selon les capacités et le désir d'autonomie des enfants. – Permettre à Julie, Pierre, Jean et Chloé de toucher les aliments et favoriser pour ces derniers l'apprentissage de la cuiller. – Apprendre à Jean et à Chloé à rester en place pendant le temps du repas (qui ne doit pas être trop long). – Respecter la nourriture du voisin.
Assurer les transmissions	– Directement avec la maman d'Anaïs. – Sur le cahier et avec l'équipe qui assurera l'accueil du soir pour les autres enfants. – Préciser l'appétit, le comportement au cours du repas. – Noter les progrès réalisés, le menu du jour.

2. Besoins spécifiques des enfants pour le reste de la journée :

❖ Besoin de propreté et de sommeil :

– Après le repas chaque enfant sera changé en respectant sa pudeur et son niveau d'acquisition motrice.

– Pour Anaïs et Julie, après leur repas, leur procurer un moment plus long de relation individuelle (soin continu). Anaïs attendra, sur le tapis ou dans le hamac, si elle manifeste des signes de fatigue, le retour de sa maman.

– Julie sera couchée la première dans le dortoir, au calme, sur le dos. Ce sera ensuite le tour de Pierre dont le coucher nécessitera peut-être la présence plus longue de l'auxiliaire. On veillera à respecter ses rites d'endormissement (sucette, bercement...) et à laisser près de lui son objet transitionnel.

– Pour le change de Jean et de Chloé, on utilisera le petit escalier pour les faire monter sur le plan de change.

– Pour chacun de ces enfants, on notera l'état de son siège, ainsi que la présence de selles et/ou d'urines.

– Chaque enfant sera levé dès son réveil et changé de nouveau si nécessaire.

– Julie et Pierre seront recouchés en fin d'après-midi en fonction de leur heure de départ et des signes de fatigue qu'ils manifesteront

❖ Besoin de nouvelles expériences :

– Au réveil, l'auxiliaire pourra proposer à Julie des activités de manipulation sous le portique, où bien elle placera à portée de sa main des objets de textures et de couleurs différentes à manipuler. Ce sont des activités qui visent à son éveil sensoriel.

– Pendant ce temps, Chloé et Jean investiront la structure motrice ou feront du porteur. L'auxiliaire pourra leur proposer des jeux de patouille, de manipulation, des gros encastrements... En fin d'après-midi, elle leur proposera des activités plus calmes (lecture, musique, comptines...).

❖ Besoin de sécurité :

– Tout au long de la journée, l'auxiliaire sera extrêmement vigilante à la sécurité des uns et des autres, ne les laissera jamais seuls sur le plan de change.

– Pour Anaïs et Julie, elle veillera que les plus grands respectent leur espace de jeux, qu'ils ne jettent pas sur le tapis de petits objets qu'elles pourraient mettre à la bouche.

– Pour Pierre, elle veillera que les activités de Jean et de Chloé ne l'empêchent pas de se déplacer et d'explorer l'espace. Compte tenu de son âge et des signes (pleurs au départ de sa maman, très accroché à l'auxiliaire référente), c'est à son besoin de sécurité affective qu'il faudra être attentive ; lui réserver des temps privilégiés suffisamment longs, le rassurer sur le retour de sa maman, accepter qu'il garde avec lui son lapin en peluche, favoriser les jeux de caché/retrouvé, qui l'aideront à gérer son angoisse de séparation.

– Tout en étant présente pour les plus petits, l'auxiliaire ne négligera pas Chloé et Jean ; sans intervenir directement dans leurs jeux, elle sera une observatrice contenante et pourra les encourager dans leurs tentatives, et répondre à leurs demandes.

Cas clinique n° 14

1. Recueil de données :

❖ faire expliquer aux deux parents, ensemble, la façon dont la soirée se passe ;
❖ identifier le trouble du sommeil : type, importance, fréquence, durée de l'insomnie, durée du sommeil diurne, conseils et prescriptions donnés ;
❖ évaluer l'impact de l'insomnie sur la dynamique familiale ;
❖ rechercher des antécédents familiaux et personnels : parent insomniaque, sensibilité au bruit, trouble du sommeil dans la fratrie, bébé ancien prématuré, souffrance fœtale, etc. ;
❖ préciser les contraintes socioprofessionnelles et familiales des parents et leur impact sur les besoins, les rythmes et la vie de Julie ;
❖ aider à l'analyse des enjeux relationnels ;
❖ discuter de la notion de passage obligé : phase œdipienne (4 ans) ;
❖ rassurer, redonner confiance aux parents.

2. Conseils, en fonction des éléments recueillis précédemment :

❖ La parole :
– avertir de l'imminence du coucher ;
– clarifier ce que l'on attend de l'enfant ;
– faire ce que l'on a annoncé ;
– attitude ferme, mais non rigide.

❖ La préparation :
– éviter les jeux trop intenses, l'excitation avant le coucher ;
– favoriser un endroit confortable, ni trop chaud ni trop froid, lumière tamisée, etc., où l'enfant se sente bien ;
– inviter à parler de la journée afin de « libérer » l'esprit ;
– favoriser une alimentation équilibrée ;
– coucher un enfant qui baille, se frotte les yeux, s'isole, prend sa sucette, s'allonge sur un coussin ou sur le sol.

❖ Calmer l'anxiété :
– rôle du « doudou » et des rituels de coucher (une histoire…) qui permettent de rassurer l'enfant et de dépasser l'angoisse de séparation, et sa frustration de ne pas rester avec ses parents, ainsi que les peurs diverses ;
– la peur du noir : allumer la veilleuse afin que l'enfant retrouve ses repères s'il se réveille en pleine nuit ;
– la peur de la mort ;
– la peur des cauchemars : les lui faire raconter ou dessiner ;
– la peur de la solitude : dormir avec un frère ou une sœur.

❖ Le respect du sommeil :
– réveiller un enfant pour une organisation personnelle de l'adulte… « casse » un rythme et peut générer des difficultés d'endormissement ;
– s'il faut le réveiller, le faire doucement afin de l'éveiller en phase de sommeil léger.
❖ La cohérence :
– attention aux messages non verbaux contradictoires : « je te dis de te coucher, mais je n'aime pas que tu me quittes », « je te dis de te calmer, mais je t'énerve en te chatouillant », etc. ;
– attention aux conditions non propices : bruit des autres enfants ;
– attention à ce que le lit ne devienne un lieu de jeux ou de punition : « si tu n'es pas sage, je te mets au lit », « tu m'énerves, va jouer dans ton lit », etc. ;
– entre la réalité de la nuit et les signes évoquant ce moment, calme et diminution de la clarté sont à respecter ;
– d'une nuit à l'autre, les bébés n'apprécient pas les changements d'heures et de lieux de coucher qui dérèglent leurs habitudes et leur horloge interne mal réglée ; les enfants plus âgés apprécieront toute nouveauté ou fantaisie (horaires décalés pour cause de vacances…), mais la répétition de ces temps entraînera des difficultés à la reprise d'un rythme normalement imposé par la vie sociale ;
– entre les deux parents, les désaccords sur l'heure du coucher… mettront en insécurité l'enfant.

Cas clinique n° 15

1. Gestion de l'accueil :
L'accueil va être centré sur la mère dans un premier temps, ses capacités, ses besoins, les besoins de son enfant en évitant de lui donner une leçon ou de la culpabiliser et en lui permettant de trouver par elle-même ce qui favoriserait le bien-être de son enfant.
Il sera ensuite centré sur l'enfant.

2. Les difficultés :
- aucun dialogue avec le papa ;
- une maman qui ne se sent pas comprise, peu reconnue dans son rôle parental ;
- conflit lié à des valeurs ou des croyances imprécises, impression que son système de valeur est menacé, difficulté à prendre une décision ;
- réseau de soutien déficient ;
- altération de la communication verbale ;
- manque de connaissances quant au fonctionnement de la structure ;
- difficulté à suivre les directives ;
- incapacité d'identifier réellement les besoins de l'enfant ;
- agressivité ;
- risque de fausse route pour Magyd qui s'endort avec un biberon plein ;
- ne peut être accepté à la crèche.

3. Objectifs :
- Par rapport à la mère :
  – revaloriser son rôle parental, sa connaissance de l'enfant ;
  – faire qu'elle comprenne la nécessité de respecter les règles de la structure, pour une meilleure intégration de Magyd ;
  – faire qu'elle instaure une relation de confiance avec le personnel.
- Par rapport à l'enfant :
  – nécessité de lui donner des règles et des repères ;
  – éviter les fausses routes, accepter le biberon mais vide ;
  – proposer remplacement (sucette, autre objet transitionnel) ;
  – stimuler la parole, acquisition du vocabulaire, favoriser l'intégration dans le groupe, régularité, participation aux activités adaptées.
- Par rapport à l'équipe :
  – envisager une réunion afin d'assurer la cohérence de la prise en charge et l'accueil de cette maman entre la directrice et l'équipe (à l'initiative de la directrice) ;
  – envisager une synthèse à distance afin de réaliser une évaluation de la situation et de réajuster les attitudes éventuellement ;
  – continuer le travail avec cette maman et maintenir l'accueil en halte-garderie lorsque le contrat de la maman sera terminé.

Cas clinique n° 16

1. Définitions :

❖ Polyhandicap : association d'une déficience mentale profonde et d'un ou plusieurs handicaps physiques ou sensoriels.
❖ Déficience : perte ou altération d'une fonction ou d'une structure psychologique, physique ou anatomique.
❖ Intégration : consiste à faire vivre l'enfant atteint de handicap comme toute autre personne, chacune ayant des capacités ou des difficultés qui lui sont propres.

2. Intérêts et limites de l'intégration :

Pour l'enfant :
❖ Intérêts :
– La crèche lui offre des moyens de stimulation, d'éveil, d'échange avec autrui et de socialisation.
– Elle lui permet de rencontrer d'autres adultes que ses parents.
❖ Limite : la présence d'un enfant handicapé en crèche peut susciter différentes attitudes à effets négatifs (surprotection des camarades et des adultes, rivalités, jalousies, régression, culpabilité).
Pour les parents :
❖ Intérêts :
– Les parents peuvent reprendre un travail.
– La crèche valorise leur enfant.
– Les parents trouvent à la crèche des professionnels qui les soutiennent et les conseillent.
❖ Limite : l'intégration en crèche peut faire croire à une normalisation.

3. Mesures pour favoriser l'intégration de Jérôme :

❖ nécessité que chaque membre puisse accéder aux informations concernant le polyhandicap de Jérôme, connaisse les objectifs à atteindre pour cet enfant, puisse être formé et soutenu ;
❖ intérêt de l'auxiliaire de référence.

4. Critères à considérer pour l'animation d'un groupe :

L'auxiliaire doit tenir compte de l'autonomie de l'enfant, de ses rythmes, de son tempérament, de son besoin de sécurité, de son besoin de s'affirmer, de l'aménagement de temps de jeux.

Cas clinique n° 17

Éléments cliniques en faveur d'un diagnostic d'autisme :

❖ anomalie du regard : regard vide, qui ne peut être capté ;

❖ trouble du tonus ou retard des acquisitions psychomotrices : ne fait aucun effort pour apprendre à marcher ;

❖ stéréotypies gestuelles : balancement d'avant en arrière ;

❖ intérêt pour un objet particulier ou dépendance à l'objet, ou rapport à l'objet particulier : ici une petite voiture en métal (choix d'un objet dur) ;

❖ trouble du langage et de la communication : ne prononce aucun mot, geignement ;

❖ refus d'entendre : ne répond pas à l'appel de sa mère (aucune cause organique décelée) ;

❖ trouble du comportement alimentaire : préfère une alimentation liquide ou semi-liquide ;

❖ explosion de rage : se tape la tête contre la table ;

❖ insensibilité à la douleur.

Cas clinique n° 18

1. Gestion du conflit entre Mathilde et Julie :

Julie, en plein stade de la découverte de son environnement, s'est approchée de Mathilde comme elle l'aurait fait d'un objet. Bien entendu, elle a fait mal à Mathilde en lui tirant les cheveux, mais en aucun cas cela n'était intentionnel.
Quand Mathilde s'est mise à crier, c'est Julie qui a eu très peur. Elle n'a pas fait le lien entre son action et les cris de Mathilde.
Vous expliquez aux mamans que cette situation est fréquente lorsque de jeunes enfants curieux de tout sont ensemble. Il s'agit ici de ne culpabiliser personne, mais d'aider ces mamans à mieux comprendre le comportement de leur enfant. C'est le plaisir de la découverte qui a généré cette situation.
Ces mamans ont bien fait d'intervenir car les enfants n'auraient pu gérer cette situation eux-mêmes. Vous leur faites remarquer qu'il est important qu'elles verbalisent ce qui vient de se passer, et qu'il est inutile de gronder Julie, qui n'est pas « méchante » mais simplement curieuse.
Vous leur proposez ensuite de réinstaller les enfants sur le tapis et d'intervenir si le fait devait se reproduire, plus calmement en verbalisant le désir d'exploration de Julie, mais en lui expliquant que Mathilde n'est pas un jouet et qu'elle peut lui faire du mal.
Il s'agit ici de faire preuve de beaucoup de tact, ces enfants sont avec leurs mamans qui peuvent recevoir vos conseils comme un jugement sur leurs capacités éducatives.
Il s'agira donc d'expliquer le comportement des enfants afin que leurs réactions soient adaptées à l'importance de l'événement...

2. Gestion du conflit entre Julien et Mattis :

Ici, l'origine du conflit est très différente. Bien qu'il y ait suffisamment de cubes pour chacun des deux enfants, c'est le cube jaune que convoite Mattis. On se trouve face à deux phénomènes.

- Le premier, celui du désir de Mattis pour cet objet : en fait, ce n'est pas l'objet lui-même qu'il désire, mais le fait que Julien semble éprouver du plaisir avec cet objet le rend attrayant pour Mattis. Aucun autre cube ne pourra le satisfaire. Ce n'est pas l'objet pour lui-même que veut Mattis, c'est éprouver le plaisir qu'éprouve Julien avec cet objet.
- L'autre phénomène est que Julien ne veut pas lâcher son cube. En effet, accepter de partager à cet âge, prendre en compte l'autre est particulièrement difficile. Cette capacité viendra progressivement mais « on ne peut partager que si l'on possède » ; l'enfant à besoin de cette étape : « c'est à moi ! »

C'est là que l'auxiliaire jouera un rôle important en verbalisant et en reconnaissant d'une part le désir de Mattis, mais également en lui disant qu'actuellement c'est Julien qui joue avec ce cube et qu'il lui faudra attendre un peu pour en profiter. Elle sera « contenante » et sécurisante, elle évitera de stigmatiser, le « gentil » et le « méchant » ; là encore, elle pourra avec les mamans décoder le comportement de ces enfants.

Cas clinique n° 19

Les besoins de Raphaël :

Besoins	Données observables	Actions relevant du rôle de l'AP
Agir selon ses croyances et ses valeurs	– Demande des parents de ne pas consommer de viande, ni de produits laitiers. – Ils fournissent le lait et les desserts lactés.	– Respect de la demande. – Veiller à ce qu'il n'échange pas ses aliments avec ceux de ses voisins. – Vérifier la composition des plats préparés à la crèche. – S'assurer que toute l'équipe (y compris les stagiaires) est informée de la consigne.
Boire et manger	– Est autonome. – A bon appétit.	– Installation à table. – Position confortable. – Aider en cas de difficulté.
Éviter les dangers	A un peu de mal à quitter sa maman.	– Présence, réconfort de la référente. – Rituel de séparation. – Verbalisation du retour de la maman. – Veiller à la sécurité physique.
S'occuper, se récréer	– Enfant calme, un peu solitaire, curieux. – Vit en appartement.	– Favoriser les activités de groupe, rondes, chants, les jeux d'extérieur (vélo, tondeuse). – Veiller à ce qu'il ne reste pas toujours avec Jules.
Se mouvoir et se déplacer	Ne maîtrise pas encore le saut sur ses deux pieds.	– Jeux moteurs, parcours, jeux avec obstacles. – Favoriser l'habillage et le déshabillage seul.
Éliminer	A toujours la couche, mais est intéressé par le pot.	– Jeux de manipulations (patouille, transvasement). – Proposer d'aller aux toilettes régulièrement, mais sans insister s'il refuse.
Communiquer	Parle correctement.	– Être à l'écoute. – Montrer de l'intérêt, répondre à ses questions. – Lecture, imagiers.
Dormir	A un bon sommeil.	Veiller à ce qu'il ait son doudou et sa sucette.

Cas clinique n° 20

Les besoins de Leila :

Besoins	**Données observables**	**Actions relevant du rôle de l'AP**
Agir selon ses croyances et ses valeurs	– Leila et ses parents sont de confession musulmane. – Ils refusent que Leila mange de la viande à la crèche.	– Respecter la demande des parents. – Veiller à ce que Leila ne se serve pas dans l'assiette des autres. – Lui expliquer et verbaliser le souhait de ses parents, lui dire qu'elle pourra manger de la viande le soir à la maison.
Boire et manger	– Autonome. – A bon appétit.	– Installation à la table des moyens. – Proposer de l'aide en cas de difficulté à terminer son repas. – Reformuler les règles au moment du repas.
Éviter les dangers	– Très active, bouge beaucoup, risque de chute. – Réaction allergique aux derniers vaccins, n'est pas à jour de ses rappels. – Séparation sans problème, mais a besoin de son doudou et de sa sucette régulièrement dans la journée.	– Nécessité d'une attention permanente. – Attention particulière aux règles d'hygiène afin d'éviter les infections manuportées. – Laisser un accès libre au doudou, permettre un temps où Leila se ressource, mais vigilance afin que Leila ne se replie pas trop sur elle-même.
S'occuper, se récréer, apprendre	Leila fait partie du groupe des moyens, c'est le stade de l'exploration motrice.	– Proposer des jeux libres, des jeux moteurs, des parcours, trotteurs, des jeux de manipulation, sable, eau, toboggan… – Observer et accompagner dans le jeu. – Introduire des activités dirigées, avec des consignes à respecter. – Faire participer au rangement. – Proposer des temps calmes avec les camarades pour canaliser son énergie, lecture, chants…
Éliminer	Porte une couche en permanence.	– Changer dès que nécessaire, en verbalisant, afin qu'elle prenne conscience de ce qui se passe dans son corps. – Proposer d'aller sur le pot si les parents ont déjà commencé, importance de respecter la continuité avec le domicile.

Besoins	**Données observables**	**Actions relevant du rôle de l'AP**
Communiquer	Leila est d'origine algérienne. Ses parents lui parlent les deux langues. Elle comprend ce qu'on lui dit, mais a du mal à s'exprimer de façon compréhensible.	– Observer Leila pour comprendre ses demandes. – Reformuler lentement, lui nommer les objets, verbaliser les actions. – Ne pas hésiter à lui demander de répéter (sans en faire une obsession, les enfants bilingues s'expriment quelquefois plus tard que les autres).
Dormir	Leila dort bien, fait une grosse sieste l'après-midi (3 heures).	– Respecter son rythme et ses rituels. – Veiller à ce que ses camarades ne la réveillent pas en se levant.

Module 7

2 partie

Module 7 : transmission des informations

Cas clinique n° 1

Vous êtes auxiliaire de puériculture dans un service de pédiatrie générale, dans un hôpital pédiatrique qui accueille trente enfants.
Ce matin, vous travaillez avec deux autres auxiliaires de puériculture, vous êtes sectorisées et vous avez sept enfants en charge chacune.
Parmi ces enfants, il y a Mathieu, Louis, Julie et Capucine.
Le projet de service de pédiatrie générale est le suivant :

- améliorer l'accueil de l'enfant et de sa famille ;
- favoriser la présence des parents durant toute la durée de l'hospitalisation ;
- intégrer les parents dans le processus de soins ;
- améliorer la prise en charge de la douleur ;
- favoriser le travail en collaboration dans l'équipe.

L'équipe se compose d'un cadre de santé, de vingt-trois puéricultrices, onze auxiliaires de puéricultrice, deux agents de services hospitaliers, un chef de service, un praticien hospitalier, deux internes, une éducatrice de jeunes enfants, une diététicienne, une psychologue et une institutrice.
Vous travaillez ce matin de 6 heures 30 à 14 heures, en collaboration avec une puéricultrice, vous avez sept enfants en charge.

- Mathieu, 6 ans, est entré hier le 10 mai vers 15 heures. Il est tombé du chêne chez sa grand-mère. Il présente une fracture de la tête humérale du bras droit immobilisée par une écharpe, une fracture de la jambe droite opérée hier et immobilisée par un plâtre cruro-pédieux. L'enfant est droitier. Sa mère est présente.

Les prescriptions sont les suivantes :

- surveillance du plâtre ;
- surélever le membre plâtré ;
- surveiller la température ;
- perfusion de plasmalyte afin d'injecter les antalgiques ;
- reprise alimentaire ce jour.

- Louis, 10 mois, entré le 10 mai vers 18 heures, pour traumatisme crânien avec perte de connaissance consécutif à une chute du canapé au domicile de ses parents. À l'entrée dans le service, Louis était somnolent et avait vomi cinq fois. Les radiographies n'ont montré aucune fracture et le scanner est normal. Sa mère est présente, il a deux frères de 3 et 6 ans, scolarisés.

Les prescriptions sont les suivantes :
– surveillance neurologique (conscience, comportement, pupilles) toutes les 3 heures afin de contrôler l'évolution de son état ;
– surveillance des vomissements ;
– perfusion de plasmalyte afin de pallier les vomissements et prévenir la déshydratation ;
– peut manger s'il en a envie ;
– repos au lit 48 heures.

❖ Julie, 13 ans, est hospitalisée dans le service depuis 3 jours à la demande de son médecin traitant pour suspicion de diabète. En effet, depuis plusieurs jours, elle a fait plusieurs malaises au cours de la journée et dit être très fatiguée. Par ailleurs, elle a beaucoup maigri depuis 2 mois (moins de 5 kg), et se lève très souvent la nuit pour boire.
Julie est actuellement en 5e au collège. Elle pratique depuis 5 ans assidûment le volley dans le club de sa commune. En outre, Julie est passionnée par la peinture, elle prend des cours. À son arrivée dans le service, elle pesait 35 kg pour 1,50 m.
L'histoire de sa famille est la suivante : ses parents tiennent une boulangerie-pâtisserie. Julie a un frère de 9 ans et une sœur de 7 ans. Depuis l'annonce du diagnostic, Julie semble se replier sur elle-même et s'isole dans sa chambre. Ses parents ne sont pas présents.
Hier soir, elle s'est violemment opposée à la puéricultrice qui voulait lui faire sa glycémie capillaire et a refusé de manger le contenu de son plateau en disant qu'« ici, la nourriture est nulle ». Ce matin aux transmissions, vous apprenez que Julie a très peu dormi et qu'elle a vidé toutes les urines de son bocal de diurèse dans les toilettes.
Les prescriptions médicales, ce jour, sont :
– Dextro 5 fois par jour ;
– insuline injectée par pompe ;
– régime diabétique ;
– surveillance de la diurèse.

1. À partir des éléments cités, précisez trois éléments pour Mathieu et quatre éléments de transmissions pour Julie vous paraissant importants à connaître afin de prendre en charge ces deux enfants et pourquoi.

2. Une élève auxiliaire de puériculture présente dans le service vous demande ce qu'est un dossier de soins. Que lui répondez-vous ?
À l'heure des transmissions, elle souhaite mentionner que « Julie est insupportable, qu'elle ne fait pas cas des consignes données ». Que lui répondez-vous ?
Quelles sont les consignes à respecter pour que les transmissions écrites aient une valeur juridique ?

3. La grand-mère de Mathieu téléphone pour avoir de ses nouvelles. Que lui dites-vous ?

Cas clinique n° 2

Vous êtes auxiliaire de puériculture dans le service de néonatalogie de l'Hôpital des enfants. Ce service accueille trente enfants.

Les éléments majeurs du projet sont les suivants :

- assurer des soins de développement (en référence à la théorie du Nidcap) en intégrant les parents ;
- favoriser l'allaitement maternel.

Vous travaillez de 6 heures 30 à 14 heures, en binôme avec une puéricultrice dans le secteur des présorties.

Ce secteur accueille ce jour six enfants.

Chloé, premier bébé d'une maman de 28 ans, est née prématurément à 33 semaines d'aménorrhée, il y a 15 jours, son poids de naissance était de 1 kg 800. Le score d'Apgar a été coté à 7 à 1 minute et à 5 à 10 minutes de vie. Intubée et ventilée quelques heures, Chloé est rapidement sortie du service de réanimation, son poids à ce jour est de 2 kg. Elle a présenté hier un épisode d'hypothermie à 35,8° en fin d'après-midi. Chloé n'a pas eu de selles depuis la veille, elle est légèrement ballonnée.

Sa maman vient matin et soir proposer une tétée à Chloé, et tire son lait qui est donné à la tasse dans un premier temps, puis en gavage huit fois par jour. Le médecin propose de faire un essai au sein ce jour. La maman est impatiente.

Elle partage son box avec Camille, née à 38 semaines d'aménorrhée (1 mois de vie aujourd'hui) et dont la maman est très présente, et Jules, né à 34 semaines d'aménorrhée il y a 15 jours, avec un torticolis congénital, et qui pleure à chaque manipulation. Sa maman est présente tous les jours de 8 heures à 16 heures. Il est allaité avec du Pré-Gallia 8 × 65 mL.

Ce jour vous assistez aux transmissions de l'équipe de nuit.

Chloé a passé une bonne nuit, elle prend maintenant environ la moitié de ses biberons à la tasse, elle a réclamé à 5 heures.

Camille a présenté des régurgitations importantes à chaque biberon et a beaucoup pleuré cette nuit et Jules est resté douloureux toute la nuit.

1. Comparez les données concernant Chloé et les transmissions orales. Quelles remarques faites-vous ?

2. Vous avez commencé vos soins sans avoir lu les transmissions écrites. Quelles peuvent être les conséquences dans la prise en charge de Chloé et de sa famille ?

3. Concernant Camille, les données sont ce matin :

- Gumilk 2 % dans chaque biberon ;
- a perdu 50 g depuis la veille ;
- a dormi toute la matinée.

Le bain a été donné par la maman, ce matin, elle vous a dit avoir trouvé sa fille fatiguée. Vous contrôlez le poids cet après-midi.

Réalisez les transmissions écrites de cette matinée pour Camille et Chloé sous la forme D-A-R (données, actions, résultats). Vous donnerez les résultats attendus.

Cas clinique n° 3

Vous êtes auxiliaire de puériculture et vous travaillez dans une crèche municipale. Aujourd'hui, vous travaillez de 7 heures à 15 heures et vous êtes à l'accueil des enfants avec une collègue titulaire du CAP petite enfance.

Vos autres collègues arrivent à 9 heures et la directrice de la structure à 9 heures 30.

❖ Léa, 20 mois, est à la crèche depuis la fin du congé maternité de sa maman il y a 1 an et demi. Elle est arrivée ce matin avec son père à 7 heures 30 ; sa mère viendra la chercher ce soir vers 17 heures. Léa a passé une bonne nuit, a été réveillée à 6 heures 45, a bu son biberon de lait de croissance de 240 mL et mangé un biscuit.

Elle a un grand frère de 8 ans qui a fréquenté cette même crèche.

Quand elle arrive, elle rejoint directement ses copains qui ont sorti du coffre des cubes en plastique.

Sur un plan moteur, Léa est autonome. Elle monte les escaliers du toboggan, descend prudemment, aime faire du tricycle et se cacher dans la petite maison en plastique.

Elle comprend tout ce qui se passe autour d'elle et ce qu'on lui dit, mais ne s'exprime que par des sons et des onomatopées. Elle ne dit encore aucun mot. Elle a souvent tendance à se mettre en colère et à s'opposer par des pleurs et des gestes vifs. Elle n'accepte pas la contrariété et le fait savoir par des cris.

❖ Jules, 4 mois, est à la crèche depuis 2 semaines. C'est un enfant qui présente un reflux gastro-œsophagien ; après la prise des biberons il doit rester en position demi-assise afin d'éviter les régurgitations.

Il est arrivé à 7 heures 15 avec sa maman qui viendra le rechercher vers 16 heures 30. Il a passé une nuit agitée (trois ou quatre réveils) et n'a pas fini son biberon ce matin.

La maman vous signale qu'elle a trouvé les fesses rouges de Jules ce matin au moment du change à 6 heures 30.

Il prend un biberon à 15 heures à la crèche avec un lait confort, épaissi, antireflux.

Ces derniers jours il a peu dormi à la crèche : une demi-heure le matin et 1 heure 30 (en deux fois) l'après-midi. Il ne se reposait calmement que s'il était installé dans le transat avec une auxiliaire auprès de lui.

❖ Félix, 2 ans et demi, arrive à 7 heures 45 avec son papa et repartira avec lui ce soir à 18 heures. Sa mère est en déplacement toute la semaine. Il semble un peu fatigué ce matin, son père l'ayant couché un peu plus tard que d'habitude (vers 21 heures). Il ne quitte pas son doudou et reste seul dans un coin de la pièce ; il refuse les différents jeux qui sont à sa disposition.

Félix est un enfant sociable, bien adapté à la crèche. Il aime particulièrement les jeux en extérieur, où il se dépense beaucoup.

Alors qu'il a acquis la propreté pendant la journée, il a fait pipi dans son pantalon à plusieurs reprises ces derniers jours.

Ce matin, vous lui trouvez le visage fatigué et les traits tirés, alors qu'habituellement c'est un enfant plein de vie et de dynamisme, qui participe volontiers aux différentes activités proposées.

❖ Julie, 2 ans, et sa sœur Marie, 3 ans, reviennent après 15 jours d'absence à la crèche, la mère ayant accouché d'un petit Micas. C'est leur papa qui les accompagne ce matin. Il reste un long moment à la crèche pour parler avec le personnel de l'arrivée très attendue du petit frère. C'est la grand-mère qui viendra les rechercher ce soir vers 17 heures 15.

Julie s'est couchée à 19 heures 30 et levée à 7 heures 45. Elle a déjeuné avec un yaourt et deux biscuits.

À son arrivée, elle va rejoindre sa copine Ophélie et s'assied à côté d'elle, elle tente de lui prendre la poupée avec laquelle elle joue pour la ranger dans son berceau. Face au refus d'Ophélie, Julie part toute seule dans son coin et reste avec son doudou en suçant son pouce.

Au moment de rejoindre son groupe de moyens, elle refuse de mettre son doudou dans le casier et veut rester avec sa sœur aînée qui est dans le groupe des grands.

❖ Fanny, 13 mois, arrive à 8 heures avec sa mère qui est très en retard sur son horaire habituel. Elle dépose très rapidement Fanny en se contentant de dire : « Tout va bien, je suis très pressée, je file. » Fanny a dans une main son doudou et dans l'autre un biberon de lait contenant encore 120 mL.

C'est son papa qui viendra ce soir à 18 heures.

Ce matin Fanny est inconsolable, elle a une grosse crise de larmes et vient auprès de vous et réclame d'aller dans vos bras ; vous la portez quelques minutes afin de la consoler, mais elle ne veut pas vous quitter quand vous lui expliquez que vous devez vous occuper des autres enfants qui arrivent. Elle reste près de vous jusqu'au moment de rejoindre son groupe vers 9 heures.

❖ Clara, 6 mois, arrive ce matin à 7 heures avec sa maman qui viendra la rechercher à 16 heures 30.

La semaine dernière, elle était absente car elle avait des séances de kiné en raison d'une bronchiolite. Elle revient ce jour nettement améliorée sur le plan respiratoire malgré quelques épisodes de toux grasses, en particulier au moment du coucher.

Hier, elle était encore hyperthermique (38,5°) et a dormi une grande partie de la journée.

Sa mère vous dit que depuis quelques jours elle ne finit pas ses biberons ; elle présente des selles dures depuis 48 heures.

❖ Anthony, 3 ans, arrive ce matin à 8 heures 30 avec sa maman qu'il ne veut pas quitter. Il ne veut pas retirer ses vêtements et s'accroche avec insistance à sa maman. Il revient d'une semaine passée avec son père car les parents ont la garde alternée d'Anthony.

Sa mère vous prévient qu'elle viendra tard rechercher Anthony car elle a un rendez-vous qu'elle ne peut remettre ; elle fera son possible pour être là à 19 heures (heure de fermeture de la crèche) et qu'en cas de retard c'est sa voisine qui viendra le chercher.

Anthony aime beaucoup aller chez son père car il vit à la campagne ou il a une exploitation agricole ; il adore monter sur les tracteurs et aller voir les troupeaux. Quand son père travaille, c'est sa grand-mère qui s'occupe de lui et le fait participer à de nombreuses activités (cueillir les légumes au jardin, jouer à cache-cache ou à 1, 2, 3 soleil, faire des pâtisseries et faire des activités manuelles).

Il a passé une bonne nuit malgré un endormissement difficile ; il s'est relevé plusieurs fois car il avait soif, avait envie d'aller faire pipi, et a redemandé un câlin deux fois à sa maman.

Au départ de sa mère, après un gros chagrin que vous avez su consoler, il est allé jouer avec les animaux de la ferme.

Anthony est un enfant autoritaire qui n'aime pas être contrarié ; il n'hésite pas à manifester son opposition par des gestes quelques fois rudes envers ses copains. Les jeux libres sont souvent l'occasion de disputes et de pleurs avec les autres enfants du groupe.

❖ Enzo, 8 mois, est amené par sa maman ce matin dès l'ouverture de la crèche à 7 heures. Elle semble pressée et peu disposée à prendre le temps nécessaire à la séparation. Elle vous dit qu'Enzo a bien dormi et a bu son biberon ce matin sans problème.

Vous remarquez qu'Enzo présente un hématome sur la pommette gauche et une bosse au niveau du front. Lorsque vous interrogez la maman, elle vous répond de manière rapide et sans porter d'intérêt qu'Enzo est tombé hier soir au moment du change, que ce n'est pas grave.

Elle vous explique qu'elle doit partir rapidement pour se rendre à son travail.

Lorsqu'elle est partie, vous vous rendez compte qu'elle ne vous a pas précisé qui viendra chercher Enzo ce soir, ni à quelle heure.

1. Compte tenu des informations qui vous sont données dans le texte, vous faites les transmissions orales concernant Jules, Clara, Enzo, Fanny, Léa, Félix, Julie et Anthony.

Pour chacun des enfants, identifiez la ou les cibles à retranscrire sur le cahier de liaison pour la journée (4 points par enfants).

2. Citez trois buts des transmissions.

....

....

....

....

Cas clinique n° 4

Vous êtes auxiliaire de puériculture dans un service de pédiatrie générale qui accueille vingt enfants.

Ce matin, vous travaillez avec deux autres auxiliaires de puériculture, vous êtes sectorisées et vous avez sept enfants chacune.

Le projet de service est le suivant :

- améliorer l'accueil de l'enfant et de sa famille ;
- favoriser la présence des parents durant toute la durée de l'hospitalisation ;
- intégrer les parents dans un processus de soins ;
- améliorer la prise en charge de la douleur ;
- favoriser le travail en collaboration.

Le 10 juin 2008, vous travaillez de 6 heures 30 à 14 heures, en collaboration avec une puéricultrice. Vous avez sept enfants en charge dont Gaëlle, Thomas, Julia et Igor.

- Gaëlle, 8 ans, a été adressée par son médecin traitant le 9 juin pour pyélonéphrite aiguë. Depuis le 7 juin, elle présentait une hyperthermie à 40 °C et des douleurs lombaires. Sa mère est présente.

Une perfusion a été posée à la main gauche, dès son arrivée. Une antibiothérapie a été débutée. Gaëlle est gauchère.

Sa maman a informé le médecin et l'équipe hier de la séropositivité de Gaëlle.

Gaëlle est installée dans une chambre double, aux côtés de Yasmine, une petite fille de 6 ans.

Les prescriptions sont les suivantes :

– surveillance de la perfusion afin d'injecter les antibiotiques ;

– surveillance des paramètres vitaux : température, fréquence cardiaque, tension artérielle, comportement.

1. Dans le couloir, la maman de Yasmine vous interpelle et vous demande pourquoi Gaëlle est hospitalisée et si elle est contagieuse. Que lui répondez-vous ?

- Thomas, 5 mois, est entré le 9 juin 2008, accompagné de ses parents pour une bronchiolite aiguë.

Depuis le 7 juin, il présentait une dyspnée et une difficulté pour la prise des biberons. C'est le troisième épisode depuis qu'il est né.

Dès son arrivée, Thomas a été perfusé et placé sous oxygénothérapie et aérosolthérapie.

Les prescriptions sont les suivantes :

– surveillance de la PA, SaO_2, FR, FC, coloration et signes de détresse respiratoire ;

– installation en proclive ;

– surveillance de la perfusion ;

– alimentation fractionnée : 120 × 6 mL lait antirégurgitation ;

– surveillance de Thomas sous oxygénothérapie et sous aérosolthérapie.

2. À partir des éléments cités, précisez les éléments de transmissions pour Thomas vous paraissant importants à connaître afin de le prendre en charge, et vous direz pourquoi.

❖ Julia, 10 ans, est entrée le 9 juin 2008 pour syndrome appendiculaire.

Après le bilan sanguin, la perfusion posée à la main droite et l'échographie abdominale effectuée, le diagnostic d'appendicite est posé. Julia doit être opérée ce matin à 7 heures.

Sa maman est restée avec elle cette nuit.

Votre collègue de la nuit vous transmet que Julia a vomi deux fois et s'est agitée à plusieurs reprises, qu'elle est à jeun strict et que ses paramètres vitaux sont stables.

3. Quels éléments de transmissions vous manque-t-il pour prendre Julia en charge de manière adaptée ?

À 6 h 50, la sonnette de la chambre de Julia retentit. Vous entrez dans la chambre et vous observez Julia repliée sur elle-même dans le lit, pâle, les yeux fermés. Elle vous dit qu'elle a mal dans le bas du ventre.

4. Pouvez-vous retranscrire ces éléments sous la forme de transmission ciblée (cible, D-A-R) ?

5. Quelles sont les consignes à respecter pour que les transmissions aient une valeur juridique ?

❖ Igor, 2 ans, est entré hier soir pour une gastro-entérite avec début de déshydratation. Il a aussitôt été perfusé au bras gauche. Une solution de réhydratation est proposée en fractionné. Il est accompagné de sa maman.

Votre collègue vous transmet qu'il a eu trois selles liquides et deux vomissements cette nuit, qu'il est encore fatigué et que ses yeux sont cernés.

6. Quels éléments de transmissions est-il important de connaître avant de commencer les soins de cet enfant ?

....

....

....

....

....

....

....

....

....

Cas clinique n° 5

Auxiliaire de puériculture en service de pédiatrie, vous travaillez de 13 heures 30 à 21 heures ce jour. Vous allez prendre soin de trois enfants, dont Jonas.
Votre collègue du matin vous transmet les informations suivantes.
Jonas, 27 mois, est entré le 10 avril 2008 à 10 heures pour perte de connaissance consécutive à une chute du canapé au domicile de ses parents.
Jonas est un enfant habituellement très vif et gai. Il copie « tous les faits et gestes » de son frère aîné, âgé de 5 ans, dit sa maman.
À part quelques rhinopharyngites, Jonas est en bonne santé.
Sa maman est en congé parental afin de s'occuper de l'éducation de ses enfants.
À l'entrée dans le service, Jonas était somnolent et avait vomi plusieurs fois. Les radiographies n'ont montré aucune fracture.
Les prescriptions sont les suivantes :

- surveillance neurologique (conscience, pupilles, comportement…) toutes les 3 heures afin de contrôler l'évolution de son état ;
- surveillance des vomissements ;
- perfusion de Plasmalyte afin de pallier les vomissements et prévenir une déshydratation ;
- peut manger s'il en a envie ;
- repos au lit pendant 48 heures.

1. À partir des éléments cités précédemment, précisez quatre éléments de transmission vous paraissant importants à connaître afin de prendre soin de Jonas cet après-midi.

2. Une élève auxiliaire de puériculture présente dans le service vous demande ce qu'est un dossier de soins. Que lui répondez-vous ?
Quelles sont les consignes à respecter pour que les transmissions écrites aient une valeur juridique ?

3. La grand-mère de Jonas vous téléphone pour avoir de ses nouvelles. Que lui répondez-vous ?

4. L'élève auxiliaire de puériculture vous propose comme transmissions écrites de l'après-midi concernant Jonas :

- Jonas a été apyrétique ;
- visite de sa grand-mère ;
- n'écoute rien, turbulent +++ ;
- suggérer à l'interne de passer voir l'enfant et sa grand-mère. Voir pour « calmants ».

Que lui répondez-vous ?

Guide de correction

Cas clinique n° 1

1. Éléments de transmissions pour Mathieu et Julie :

Pour Mathieu :
❖ Opéré hier :
– 6 ans (connaissance des besoins d'un enfant de cet âge),
– fracture de la tête humérale immobilisée par une écharpe (surveillance de la douleur),
– jambe droite plâtrée (surveillance du plâtre),
– surveillance de la température,
– mobilisation, position dans le lit.
❖ Sous antalgiques ce jour, en perfusion :
– évaluation régulière de la douleur,
– surveillance de la perfusion.
❖ Main droite immobilisée, droitier :
– aide aux repas,
– jeux… .
❖ Reprise alimentaire ce jour :
– préférences alimentaires,
– tolérance.

Pour Julie :
❖ découverte de diabète chez une adolescente de 13 ans, avec refus de la maladie (elle est très opposante, repliée sur elle-même) :
– établir une relation de confiance,
– veiller à ce qu'elle ne se mette pas en danger ;
❖ refus de nourriture : risque d'hypoglycémie ;
❖ manque de sommeil : veiller à son repos ;
❖ diurèse non faite : conserver les urines ;
❖ parents non présents.

2. Le dossier de soin :

C'est un dossier nominatif qui permet d'assurer la prise en charge éducative, préventive, relationnelle, curative et, de ce fait, la continuité et la qualité des soins.

Tous les acteurs du soin (médecins, kinésithérapeutes, diététicienne, DEAP, IDE…) doivent noter en fonction de leurs compétences, sur des feuilles de couleurs différentes, les prescriptions, les examens, le recueil de données, les transmissions.
Le dossier de soins contient :
- une fiche d'identification ;
- le recueil de données ;
- une fiche de prescriptions ;
- des fiches d'examens ;
- des fiches de liaisons (bloc, consultation) ;
- une feuille de surveillance ;
- un diagramme de soin ;
- une fiche de transmissions ciblées, diagnostics infirmiers, plans de soins ;
- une fiche de synthèse de l'hospitalisation.

Pour avoir une valeur juridique, les fiches doivent être :
- horodatées ;
- signées (nom, fonction) ;
- lisibles.

L'intérêt du dossier pour le patient :
- identification de l'ensemble de ses besoins afin de prodiguer des soins personnalisés ;
- connaissance continue du patient malgré une discontinuité de la présence du personnel ;
- plus grande sécurité dans l'organisation (autocontrôle, évaluation des résultats obtenus) ;
- suivi du malade en cas de transfert de service, il peut être repris en cas de réhospitalisation.

L'intérêt du dossier pour l'équipe :
- valorise le travail du personnel, en identifiant les tâches et les observations de chacun ;
- permet l'initiative dans l'organisation du travail (en fonction de la charge de travail identifiée, des besoins du patient et de la sécurité de celui-ci par rapport au risque infectieux par exemple) ;
- facilite l'intégration du personnel de remplacement et la continuité des soins.

L'intérêt juridique : le dossier de soins peut servir de preuve devant les tribunaux.

« Julie est insupportable, elle ne fait pas cas des consignes données » :
Les données transmises doivent être précises, s'appuyer sur des faits et non sur des opinions ou des jugements de valeur. C'est pour cela que la remarque concernant Julie est inappropriée. On peut proposer une autre formulation ou une transmission ciblée s'appuyant sur l'observation « Julie est très opposante… » par exemple.

3. Informations au téléphone :

Ces informations relèvent du secret professionnel. Vous proposerez à la grand-mère de Mathieu d'appeler directement les parents.

Cas clinique n° 2

1. Les transmissions orales :

Des informations importantes n'ont pas été transmises à l'oral, en particulier :
– la température de Chloé (épisode d'hypothermie, comment cela a-t-il évolué ?) ;
– dernier contrôle de la température ;
– ballonnement et absence de selles ;
– rappeler que la maman vient donner la tétée du matin.

2. Transmissions écrites non consultées – conséquences :

❖ surveillance de la température non faite : risque d'hypothermie ;
❖ demande maternelle non prise en compte : risque d'insatisfaction et de déception ;
❖ absence de selles : risque de ne pas porter attention aux signes digestifs, aggravation du ballonnement, vomissements.

3. Transmissions pour Camille et Chloé :

Pour Camille :

Données	Actions	Résultats
Vomissements.	Gumilk.	Arrêt des vomissements.
A perdu 50 g.	Pesée dans l'après-midi.	Reprise du poids.
Pleurs, sommeil.	– Noter le comportement (sommeil, pleurs, vomissement, régurgitations). – Grouper les soins.	Plus calme, sommeil entre les soins.
Inquiétude de la maman.	– Rassurer en fonction de l'amélioration des signes cliniques. – Prendre en compte les observations de la maman.	Maman rassurée, valorisée.

Pour Chloé :

Données	Actions	Résultats
Pas de selles depuis la veille.	– Surveillance du transit. – Massages abdominaux. – Alerter si l'abdomen est tendu et dur.	Une selle dans la matinée.
Hypothermie la veille.	– Prise de la température axillaire toutes les 2 heures. – Mettre un bonnet et couvrir. – Bain rapide, réchauffer les serviettes.	Température stable.

Données	Actions	Résultats
A perdu 50 g.	– Pesée. – Noter les prises alimentaires. – Noter les régurgitations. – Observer le comportement entre les tétées.	Reprise du poids dans la journée.
Allaitement maternel.	– Proposer à la maman de donner le sein en premier, compléter ensuite à la tasse. – Accompagner la maman dans cette première mise au sein (confort, position, pudeur). – Observer le comportement de Chloé au sein (succion/déglutition).	– Chloé prend progressivement le sein pour des périodes plus longues sans se fatiguer. – Elle est bien positionnée. – La tétée n'est pas douloureuse pour la maman.

Cas clinique n° 3

1. Transmissions orales et cibles à retranscrire sur le cahier de liaison pour chaque enfant :

❖ Jules :
– nuit agitée ;
– biberon pas terminé ;
– attention au problème de RGO : à 15 heures, biberon épaissi ;
– installer en position demi-assise après les prises ;
– ce matin, fesses rouges à 6 heures : changer rapidement ;
– départ : 17 heures avec sa maman.

Cibles :
– érythème ;
– reflux.

❖ Clara :
– retour après une semaine d'absence ;
– toux lors des couchers (attention aux positions) ;
– hier, température à 38 ° ;
– ce matin, biberon non terminé ;
– selles dures : faire boire ;
– départ : 16 heures 30 avec sa maman.

Cibles :
– risque de déshydratation ;
– hyperthermie ;
– biberon non fini ;
– selles dures.

❖ Enzo :
– bonne nuit, biberon bu ;
– hématome, bosse ;
– départ précipité de la maman : pas d'informations ;
– le comportement de la maman semble inadapté.

Cibles :
– altération de la peau (hématome) ;
– chute ;
– suspicion de maltraitance ?

❖ Fanny :
– biberon pas terminé ce matin (collation ?) ;
– séparation difficile ce matin car trop rapide.

Cibles :
– anxiété ;
– angoisse de la séparation.

❖ Clara :
– retour après une semaine d'absence pour bronchiolite ;
– toux lors du coucher ;
– ne termine pas les biberons ;
– hyperthermie hier soir.
Cibles :
– hyperthermie ;
– toux ;
– inappétence ;
– constipation.
❖ Anthony :
– revient après une semaine de vacances chez son père ;
– séparation difficile avec sa maman ;
– sa mère viendra ce soir vers 19 heures, en retard ?
Cibles :
– séparation difficile ;
– départ avec la voisine ?
❖ Léa :
– départ ce soir avec son père à 17 heures 30 ;
– rien de particulier à signaler.
Pas de cible ce jour.
❖ Julie :
– perturbation de Julie par l'arrivée du petit frère ;
– ne veut pas jouer à la poupée et refuse de quitter son doudou.
Cible : modification de la dynamique familiale.
❖ Félix :
– n'a pas très bien dormi cette nuit (maman absente pour 8 jours) ;
– fatigué, triste ce matin.
Cible : perturbation de la dynamique familiale ou modification des repères.

2. Buts des transmissions :

❖ continuité des soins (entre les équipes) ;
❖ sécurité (soins réalisés et observations notées) ;
❖ évaluation des actions (résultats attendus et observés).

Cas clinique n° 4

1. Réponse à la maman de Yasmine :

Cette information relève du secret professionnel, l'auxiliaire ne peut répondre à cette demande. On peut rappeler à cette maman qu'il en sera de même concernant les informations relatives à son propre enfant.

2. Éléments de transmissions pour Thomas :

Les transmissions consisteront en un résumé de la situation suivi des actions en lien avec cette situation (cibles) et les prescriptions du jour.
Thomas présente depuis trois jours un troisième épisode de bronchiolite, avec retentissement sur sa fonction respiratoire et son alimentation.
<u>Cibles :</u>
❖ respiration :
– il est en proclive,
– perfusé,
– sous oxygénothérapie,
– aérosolthérapie ;
❖ alimentation :
– son alimentation est fractionnée (lait épaissi, antirégurgitations),
– perfusion ;
❖ inquiétude de la maman ? (à valider) : les parents sont présents.
<u>Surveillance :</u>
❖ sa respiration et les signes de détresse respiratoire ;
❖ la position de l'oxymètre ;
❖ l'installation en proclive (veiller à ce qu'il ne glisse pas) ;
❖ ses prises alimentaires (quantité, essoufflement) ;
❖ le placement des lunettes à oxygène et le débimètre ;
❖ la tolérance à l'aérosolthérapie ;
❖ la perfusion (point d'injection, débit, tolérance).
Dans la mesure du possible, on invitera la maman à participer à cette surveillance et à prévenir le personnel en cas de modification de l'état de Thomas (projet de service).

3. Éléments de transmissions manquants pour la prise en charge de Julia :

Il manque des informations sur :
❖ l'évaluation de la douleur et la prise éventuelle d'antalgiques ;
❖ la température ;
❖ l'heure de la prémédication ;
❖ la prise ou non de la douche bétadinée (selon le protocole du service).

4. Transmissions ciblées (D-A-R) concernant Julia :

❖ Données : Julia est repliée sur elle-même et se plaint de douleur au bas-ventre.

❖ Action : faire une cotation EVA, puis alerter l'infirmière, voir pour une prescription d'antalgiques ou une administration si la prescription est déjà faite.

❖ Résultat : Julie part au bloc soulagée, la cotation EVA a diminué.

5. Règles à respecter en ce qui concerne la valeur juridique des transmissions :

❖ Les transmissions doivent être signées (nom, qualité).

❖ Elles doivent être horodatées (date et heure).

6. Éléments de transmissions concernant Igor :

❖ poids de la veille ;

❖ tolérance de la solution de réhydratation (quantité par biberon) ;

❖ diurèse ;

❖ prélèvements à effectuer.

Cas clinique n° 5

1. Quatre éléments de transmissions concernant Jonas :

❖ traumatisme crânien sans fracture :

– surveillance des vomissements,

– surveillance du comportement, signes neurologiques, somnolence ;

❖ il est perfusé : surveillance de la perfusion ;

❖ reprise alimentaire : apprécier la tolérance, ne pas forcer ;

❖ il doit rester au repos au lit pendant 48 heures : selon l'évolution, proposer à Jonas des « activités » calmes : lecture, comptines, dessin afin qu'il accepte le repos au lit.

2. Le dossier de soins :

C'est un dossier nominatif qui permet d'assurer la prise en charge éducative, préventive, relationnelle, curative et ainsi la continuité et la qualité des soins.

Tous les acteurs du soin (médecins, kinésithérapeutes, diététiciennes, DEAP, IDE...) doivent noter, en fonction de leurs compétences sur des feuilles de couleur différente, les prescriptions, les examens, le recueil de données, les transmissions.

Celles-ci doivent être :

❖ horodatées ;

❖ signées (nom, fonction) ;

❖ précises, s'appuyant sur des faits, des observations et non des opinions.

3. Réponse à la grand-mère de Jonas au téléphone :

Cette information relève du secret professionnel. L'auxiliaire n'est pas habilitée à répondre, elle peut suggérer de contacter les parents.

4. Les transmissions écrites de l'élève auxiliaire :

❖ Attention aux jugements de valeur ! Il faut s'appuyer sur des faits et non sur des opinions.

❖ Elle doit rester à sa place d'auxiliaire puéricultrice : pas de déplacement de compétences.

3 partie

Module 8

Module 8 : organisation du travail

Cas clinique n° 1

Vous êtes auxiliaire de puériculture en pédiatrie générale et vous travaillez ce jour de 8 heures à 20 heures. Aujourd'hui, vous avez à vous occuper de trois enfants avec l'infirmière puéricultrice.

❖ Axelle, 2 mois, hospitalisée pour gastro-entérite aiguë depuis 2 jours :
– elle est porteuse d'une perfusion d'antibiotique au bras droit ;
– elle doit être pesée tous les matins ;
– réintroduction d'un lait adapté : six biberons de 110 cc par 24 heures ;
– prise des constantes toutes les 3 heures ;
– sa maman est présente durant toute l'hospitalisation.

❖ Laura, 16 mois, hospitalisée depuis hier pour fracture du tibia gauche :
– surveillance du membre plâtré 2 fois par jour ;
– vérifier la propreté des couches toutes les 3 heures ;
– prises des constantes 2 fois par 24 heures ;
– respecter un temps de repos au lit de 1 heure 30, matin et après-midi ;
– sa maman est présente de 14 heures à 18 heures.

❖ Pierre, 12 mois, est hospitalisé depuis 3 jours pour une hyperthermie non expliquée :
– prise des constantes toutes les 4 heures ;
– surveillance de son comportement ;
– alimentation : mixée normale à 12 heures et 19 heures ;
– biberon de lait : 250 cc au petit-déjeuner avec un biscuit, 250 cc à 16 heures avec une compote ;
– antipyrétique en sirop : une dose à 8 heures, à 12 heures et à 18 heures ;
– le faire boire entre les biberons ;
– à jeun ce jour pour un bilan sanguin et urinaire ;
– ses parents ne peuvent être présents auprès de lui.

1. Citez quatre points importants de votre rôle d'encadrement auprès d'une élève auxiliaire de puériculture au cours de sa première semaine de stage dans la section des grands en structure d'accueil.

2. Citez au moins trois règles de fonctionnement d'une équipe pour que chaque membre puisse y trouver sa place et prendre en charge les enfants qui lui sont confiés.

3. Lors de votre embauche dans un service de pédiatrie dans un établissement privé, quel document devez-vous lire avant de signer votre contrat de travail et quel est le but de ce document ?

4. À quelle catégorie de professionnels de santé appartenez-vous ? Comment nomme-t-on le recueil des textes relatifs aux professions de santé ?

5. Établissez une programmation des soins de 8 heures à 20 heures en faisant apparaître l'ensemble des soins que vous assurerez seule ou en collaboration avec l'infirmière.

Cas clinique n° 2

Capucine est entrée le 10 mai à 19 heures pour un syndrome appendiculaire dans le service de pédiatrie où vous êtes en poste, ce jour, de 7 heures à 14 heures 42. Elle doit être opérée ce matin à 11 heures. Elle est perfusée et est à jeun. Ses parents sont présents.

Au cours des transmissions orales, votre collègue auxiliaire de nuit vous dit que Capucine a dormi avec sa maman cette nuit. Elle ne s'est pas plainte.

Vous avez démarré vos soins sans avoir lu les transmissions écrites.

1. Quelles peuvent être les conséquences dans la prise en charge de l'enfant et de sa famille ?

2. Alors que vous alliez commencer votre tour, le téléphone sonne. Une collègue appelle en vous signalant qu'elle sera absente ce matin pour maladie, elle doit se rendre chez son médecin.

En cas d'arrêt maladie, quelles démarches devra-t-elle effectuer ?

3. Précisez quelle est l'organisation de vos soins sur cette journée de travail (de 6 heures 30 à 14 heures) dans le cadre de la prise en charge de ces quatre enfants.

Complétez le tableau suivant :

	Mathieu	**Julie**	**Louis**	**Capucine**
6 h	Transmissions	Transmissions	Transmissions	Transmissions
7 h				
8 h				
9 h				
10 h				
11 h				
12 h				
13 h				
14 h				

4. Avec quels professionnels êtes-vous susceptible de travailler dans la prise en charge de Mathieu et de Julie ?

Quelles informations donnerez-vous plus précisément à chacun ?

....

....

Cas clinique n° 3

Vous êtes auxiliaire de puériculture dans un service de médecine. Le 7 juin 2008, vous travaillez de 6 heures 30 à 14 heures.
Vous prenez en charge trois enfants.
❖ Émilie, 18 mois, hospitalisée depuis hier soir pour douleur abdominale, vomissements et diarrhée.
À son arrivée hier, sa température était de 38,9°, son poids était de 10 kg 400 (perte de 400 g, elle pesait 10 kg 800 le 6 juin), ses yeux étaient cernés, elle était fatiguée.
Le médecin diagnostique une gastro-entérite :
– une perfusion lui est posée à la main droite ;
– une solution de réhydratation orale lui est proposée en fractionné ;
– sa maman est présente.
Émilie est la troisième et la dernière enfant de la famille. Son papa, 38 ans, est professeur de lettres, sa maman, 36 ans, mère au foyer.
Les frères aînés (13 ans et 15 ans) adorent la taquiner, son papa cède facilement à ses volontés.
Elle aime tout ce qui lui permet de bouger.
Ce jour, aux dernières transmissions de 6 heures :
– Émilie n'a pas vomi ;
– elle a eu deux selles liquides en début de nuit ;
– maintien de la perfusion à la main droite ;
– elle a dormi cette nuit.
Ce jour, les prescriptions sont :
– prélèvement de selles ;
– pesée ;
– constantes toutes les 3 heures ;
– surveillance des vomissements, de la diarrhée, du comportement ;
– proposer un biberon de 200 mL de lait de régime ce matin ;
– repas antidiarrhéique à 12 heures ;
– soluté de réhydratation à volonté en dehors des repas.
❖ Justine, 1 mois, est hospitalisée cette nuit pour une fièvre à 39°. Une infection urinaire est suspectée.
Justine est le premier enfant d'une maman de 30 ans, secrétaire médicale. Actuellement en congé maternité, la maman de Justine élève seule son bébé.
– À son arrivée à 5 heures, Justine a eu un bilan sanguin et une pose de perfusion au bras gauche pour injection d'antipyrétiques.
– La bandelette urinaire a montré la présence de nitrites.
– À 6 heures ce matin sa température était de 38°.
Ce jour, les prescriptions sont :
– prélèvement cytobactériologique des urines ;

– antibiothérapie intraveineuse ;
– surveillance de la température toutes les 3 heures ;
– allaitement maternel.

❖ Pierre, 7 ans, est entré hier matin pour un syndrome méningé. Il présentait une fièvre à 39°, des céphalées, des vomissements et une photophobie.

Une ponction lombaire et un bilan sanguin ont permis de poser le diagnostic de méningite virale.

Une perfusion au bras droit a été posée pour injection d'antalgiques et d'antipyrétiques.

Sa maman n'a pu rester cette nuit, elle viendra en fin de matinée. La sortie de Pierre est prévue à ce moment-là.

À 6 heures les constantes de Pierre étaient :
– température ; 37,5° ;
– PA : 110/77 ;
– fréquence cardiaque : 90.

Il ne présente plus de céphalées et a dormi cette nuit.

Ce jour, les prescriptions sont :
– surveillance des constantes, du comportement et des vomissements toutes les 3 heures ;
– régime alimentaire normal ;
– arrêt de la perfusion après le petit-déjeuner.

1. Précisez quelle est l'organisation de vos soins sur cette journée de travail (de 6 heures 30 à 14 heures) dans le cadre de la prise en charge de ces trois enfants.

Complétez le tableau suivant :

	Émilie	**Justine**	**Pierre**
6 h	Transmissions	Transmissions	Transmissions
7 h			
8 h			
9 h			
10 h			
11 h			
12 h			
13 h			
14 h			

2. Vous êtes référente d'une élève auxiliaire de puériculture. Celle-ci vous demande si elle peut retirer la perfusion de Pierre après le petit-déjeuner. Elle vous assure l'avoir déjà fait dans un autre service. Que lui répondez-vous ?

Guide de correction

Cas clinique n° 1

1. Les quatre points importants de l'encadrement :

❖ un rôle d'accueil :
– accueil et présentation de la structure,
– présentation des enfants (habitudes de vie, parents, comportement habituel dans la structure, difficultés particulières),
– présentation du projet pédagogique et des règles de vie dans la structure et de sécurité ;

❖ un rôle d'intégration :
– présentation de l'élève aux enfants,
– aux membres de l'équipe,
– aux parents ;

❖ un rôle d'accompagnement :
– organisation de la période de stage en tenant compte des acquisitions antérieures,
– ménager une période d'observation,
– répondre aux questions,
– permettre à l'élève d'atteindre ses objectifs de stage,
– faire un lien avec l'école ;

❖ un rôle de formation : observer et réajuster éventuellement les comportements, la gestuelle et les capacités de communication.

2. Les règles de bon fonctionnement d'une équipe :

❖ définition claire et partagée des objectifs ;
❖ clarification des rôles et des missions de chacun (en fonction des diplômes et des compétences reconnues à ceux qui les détiennent) ;
❖ connaissances des procédures ;
❖ prise d'initiatives à la hauteur de ses compétences dans le respect du projet pédagogique ou du projet de service ;
❖ transmissions pertinentes et relations de coopération dans l'équipe ;
❖ travail dans le souci de l'éthique professionnelle ;
❖ formation.

3. À lire avant de signer un contrat :

La convention collective.

❖ Une convention collective est un accord négocié et signé entre des syndicats représentatifs des employeurs d'une part, et des salariés d'autre part, dans un secteur d'activité déterminé.

❖ Elle complète et améliore les dispositions du Code du travail. Elle institue des dispositions non prévues au Code du travail telles que les salaires minimaux ou le régime de prévoyance, entre autres.

4. Catégorie de professionnels :

Le personnel paramédical.

Les textes relatifs à ces personnels sont recueillis dans le Code de la santé.

5. Programmation des soins :

	Axelle, 2 mois	Laura, 16 mois	Pierre, 12 mois
8 h	AP : – constantes ; – perfusion ; – pesée. Maman : – toilette (aide si besoin) ; – biberon, 110 mL de lait prescrit.	AP : – constantes ; – surveillance du plâtre ; – toilette ; – petit-déjeuner.	IDE : – constantes ; – comportement ; – bilan sanguin et urinaire. AP : – petit-déjeuner, 250 mL de lait, biscuit. – antipyrétiques (s'ils ont été préparés par l'IDE).
9 h	AP + maman : – comportement ; – vomissements ; – selles ; – sommeil.	Repos au lit.	AP : toilette.
10 h			Repos. AP : propose à boire.
11 h	AP : – constantes ; – perfusion.	AP : change.	AP/EJE : activités adaptées, musique, tableau.
12 h	Maman : biberon, 110 mL de lait prescrit.	AP : repas.	AP : – constantes ; – comportement ; – repas mixé normal ; – antipyrétiques (s'ils ont été préparés par l'IDE).

	Axelle, 2 mois	Laura, 16 mois	Pierre, 12 mois
13 h	AP + maman : – comportement ; – vomissements ; – selles ; – sommeil.	Repos au lit.	AP : endormissement (sieste).
14 h	AP : – constantes ; – perfusion.	Maman : change.	Sieste. AP : propose à boire.
15 h		Maman : goûter.	AP/EJE : activités adaptées.
16 h	Maman : biberon, 110 mL de lait prescrit.	AP : – constantes ; – surveillance du plâtre.	AP : – constantes ; – comportement ; – goûter, 250 mL lait + compote.
17 h	AP + maman : – constantes ; – perfusion ; – comportement ; – vomissements ; – selles ; – sommeil.	Maman : change.	
18 h		AP : repas.	Repos. AP : – proposer à boire ; – antipyrétiques (s'ils ont été préparés par l'IDE).
19 h			AP : repas mixé normal.
20 h	AP + IDE : transmissions orales. AP : – constantes ; – perfusion. Maman : biberon, 110 mL de lait prescrit.	AP : change. AP + IDE : transmissions orales.	AP + IDE : – constantes ; – comportement.

Cas clinique n° 2

1. Les transmissions écrites n'ont pas été lues – conséquences :

Il peut y avoir un risque majeur de donner le petit-déjeuner à l'enfant alors qu'il doit être opéré le matin ; les conséquences seront dramatiques pour lui et pour l'équipe du bloc.

2. Arrêt maladie – les démarches :

- prévenir le cadre de santé du service ;
- lui faire parvenir l'arrêt maladie dans les 48 heures.

3. Organisation des soins :

	Mathieu	**Julie**	**Louis** **Repos au lit**	**Capucine** **À jeun**
6 h	Transmissions	Transmissions	Transmissions	Transmissions
7 h	Petit-déjeuner	Petit-déjeuner	Petit-déjeuner	Préparation préopératoire (pyjama, identification) Constantes Surveillance perfusion EVA
8 h	Constantes EVA Surveillance du plâtre, écharpe	Reprendre la diurèse Constantes Surveillance des points de ponction de l'insuline	Constantes Comportement Perfusion Vomissements	
9 h	Toilette Surveillance de la perfusion, écharpe	Vérifier la toilette		Douche avec sa maman
10 h	Activités occupationnelles	Voir pour activités occupationnelles		EVA Constantes
11 h	Constantes EVA	Contrôle diurèse		Bloc
12 h	Repas	Repas diabétique à vérifier	Constantes Comportement Perfusion Vomissements	
13 h				
14 h	Transmissions orales	Transmissions orales	Transmissions orales	Transmissions orales

4. Données transmises aux professionnels de santé pour Mathieu et Julie :

	Professionnel de santé	Transmissions
Mathieu	EJE	Droitier Écharpe à droite Perfusion à gauche
Julie	Diététicienne	Découverte d'un diabète Opposante Refuse de manger 13 ans
	Psychologue	Refus des soins Opposition Repliée sur elle-même Découverte d'un diabète Parents non présents 13 ans
	Puéricultrice	Refus des soins
	EJE	Repliée sur elle-même Active chez elle

Cas clinique n° 3

1. Organisation des soins :

	Émilie, 18 mois	Justine, 1 mois	Pierre, 7 ans
6 h	Transmissions orales	Transmissions orales	Transmissions orales
7 h			Petit-déjeuner
8 h	Biberon, 200 mL, lait de régime Perfusion Vomissement Diarrhée Comportement Constantes Présence de selles	Allaitement maternel	Installation et aide à la toilette
9 h	Aide à la toilette Pesée SRO	Constantes Perfusion Urines Aide au bain	Comportement Constantes Vomissements
10 h	Activités occupationnelles	Activités occupationnelles	Activités occupationnelles
11 h	Perfusion Vomissement Diarrhée Comportement Constantes SRO	Allaitement maternel	
12 h	Repas antidiarrhéique	Constantes Perfusion	Sortie
13 h			
14 h	Transmissions orales	Transmissions orales	Transmissions orales

2. L'auxiliaire de puériculture peut-elle retirer la perfusion ?
Ce n'est pas l'auxiliaire de puériculture qui peut ôter la perfusion. Elle peut aider la puéricultrice ou l'infirmière qui, elles, exécutent la prescription.
Ce soin ne fait pas partie du référentiel d'activités de l'auxiliaire de puériculture. Si elle effectue ce soin, elle outrepasse son rôle et elle engage sa responsabilité.

Index

Mise en page : Nord Compo
Achevé d'imprimer en avril 2009
sur les presses de l'imprimerie Uniprint
Dépôt légal : avril 2009

Imprimé en Hongrie